S. FISCHER

Isabelle Lehn

FRÜHLINGS ERWACHEN

Roman

S. FISCHER

Die Arbeit der Autorin am vorliegenden Buch wurde vom Deutschen Literaturfonds e.V. gefördert. Ermöglicht wurde die Entstehung des Werks zudem durch Arbeitsstipendien der Kulturstiftung des Freistaates Sachsen und des Berliner Senats, durch das Albrecht-Lempp-Stipendium der Stiftung für deutsch-polnische Zusammenarbeit und das tschechisch-deutsche Residenzprogramm »Ahoj!« in Brno.Die Autorin dankt dem Goethe-Institut Osaka für die unkomplizierte Bereitstellung eines Arbeitsplatzes zur Fertigstellung des Manuskripts.

MIX
Papier aus verantwortungsvollen Quellen
FSC® C083411

Erschienen bei S. FISCHER

Satz: Pinkuin Satz und Datentechnik, Berlin
Druck und Bindung: CPI books GmbH, Leck
Printed in Germany
ISBN 978-3-10-397394-5

Schenkt uns eure Lumpen, ihr Jahreszeiten.
Wir wollen Landstreicher sein
mit regenglänzenden Haaren.
Willst du mit mir unter einer Böschung hausen, Isabelle?

(Violette Leduc)

Prolog

Mein Lama heißt Gonzales. Wenn ich Glück habe, trottet es friedlich hinter mir her. Dann höre ich es schnaufen, wie zur Erinnerung, dass es mir folgt. Ich spüre seinen Atem in meinem Nacken, und wenn es brav ist und nirgendwo fressen will, gebe ich ihm etwas mehr Leine, die vertrauensvoll zwischen uns baumelt. In diesen Momenten ist alles gut. Der Weg ist sandig und schmal, ich gehe mit federnden Schritten, achte auf die Wurzeln, sauge den harzigen Geruch des Hochwaldes ein und fühle mich wohl in meiner Rolle, in der Gonzales mir folgt, als wüsste ich genau, wo es langgeht.

Wir beide gehen an vorletzter Stelle. Gonzales ist ein ranghohes Tier, weshalb er unruhig wird, wenn er die Herde aus den Augen verliert. Hinter uns geht nur noch Carlos, das Leitlama, das von Tien geführt wird. Carlos ist das vornehmste Tier der Herde. Sein weißes Fell ist lang und seidig, und in meinem Rücken höre ich ihn die ganze Zeit brummen. Tien behauptet, dass Lamas zu summen beginnen, wenn sie sich wohl fühlen. Sie hat sich YouTube-Videos mit Lamas angesehen, um sich auf die Wanderung vorzubereiten. Ich aber finde, Carlos klingt ziemlich unzufrieden.

Wir sind zu sechst. Vorneweg geht der Lama-Peter, wie sich unser Bergführer nennt. Dahinter kommt ein älteres Ehepaar, Erika und Hans, die schon öfter beim Lama-Peter gebucht haben, in der Mitte Marcella mit Calimero, dahinter ich mit Gonzales und schließlich Tien mit dem brummenden Carlos. Marcella wollte ein Lama, das keine Zicken macht. Ihre einzige Bedingung: ein richtiges Dalai Lama! Stress habe sie zu Hause genug, den brauche sie nicht auch noch im Urlaub. Der Lama-Peter gab ihr Calimero, und Marcella ist die Einzige in unserer Gruppe, die sich ihr Lama nicht selbst ausgesucht hat. Erika und Hans nahmen Arturo und Cusco, ihre Lamas vom letzten Mal, und Tien und ich sollten die Herde auf der Koppel beobachten und uns das Tier aussuchen, das zu uns passte. Eigentlich, sagte der Lama-Peter, entschieden sich die Lamas für uns. Seine Tiere könnten unsere Gedanken lesen, sie studierten die Körpersprache und durchschauten uns unmittelbar.

Ich mag es, wenn mir jemand die Zukunft weissagt, meine Aura spürt und mir sagt, wer ich bin. Ich glaube daran, selbst wenn es ein Lama ist, also war ich gespannt, was mein Lama über mich aussagen würde. Ich konzentrierte mich darauf, keinen Fehler zu machen. Vielleicht war das schon der Fehler. Denn als ich zwischen die Tiere trat, die wir auf der Koppel zusammengetrieben hatten, und versuchte, von meinem Lama gefunden zu werden, drehten alle Lamas sich weg. Ich nahm das erstbeste Tier, das ich erwischte. Das war Gonzales. Er stand neben mir, groß und majestätisch, stolz und stur und ignorierte mich. Das gefiel mir. Außerdem musste ich kein schlechtes Gewissen haben, ihn mein ganzes Gepäck durch die Lienzer Dolomiten schleppen zu lassen. Er sah kräftig aus, und schließlich gelang es mir, ihm das Halfter über die Nüstern zu schieben. Braver Junge, sagte ich und tätschelte seinen Hals, wie der Lama-Peter es vorgemacht hatte. Gonzales legte die Ohren an, was bedeutete, dass ich ihm nicht gefiel.

Was hat Gonzales für einen Charakter?, fragte ich den Lama-Peter noch auf dem Weg zum Parkplatz, wo wir unser Gepäck aufsatteln sollten. Der Gonzales? Ich sage mal so, sagte der Lama-Peter: Alle Tiere haben einen guten Charakter. Schlecht wird ein Tier erst, wenn es der Mensch dazu macht! Aha, sagte ich und fragte mich insgeheim, ob das wohl das Beste war, was es über Gonzales zu berichten gab.

Jeder bekommt das Lama, das er verdient. Gonzales ist nicht das schönste Tier, aber er wirkt elegant und sehr stolz – zumindest, bis man ihn besser kennenlernt. Gonzales ist furchtbar verfressen. Meistens spannt sich die Leine, weil er die Landschaft am Wegrand verkostet. Wenn er wiederkäut, stinkt er wie Biomüll, sein Stoffwechsel bestimmt unseren Rhythmus, und ständig rufe ich nach vorn: Lama kackt!, wie der Peter es uns beigebracht hat. Dann steht die Karawane still, bis Gonzales mit dem Abäppeln fertig ist. Außerdem ist Gonzales stinkfaul. Wenn er keine Lust mehr hat, weiterzugehen, legt er sich einfach auf den Weg. Ich zerre und zerre. Über einen umgekippten Baumstamm mag er nicht springen, obwohl die anderen es ihm vorgemacht haben. Er ist halt a Wiener, sagt der Lama-Peter, der damit meint, dass er Gonzales aus einer Wiener Zucht geholt hat. Gonzales, du Städter, du Flachlandkaninchen! Er schnauft konsterniert, kaum dass es steiler wird, und ich blicke mich um und sehe nur: Fake! Diese Heimatfilmkulisse in ihrer Fünfzigerjahre-Ästhetik, und Gonzales gehört so wenig hierher, wie die Dolomiten die Anden sind, der Gänsegeier ein Kondor und ich ein Kind für draußen, wie meine Großmutter es ausdrücken würde. Trotzdem geben wir zwei unser Bestes. Ich tätschle Gonzales' Hals, mein Freund, sage ich und zerre ihn weiter. Er ist ein störrischer Bock. Aber morgens, wenn er auf dem Hügel steht, den Kopf ganz aufrecht, und ins erste Sonnenlicht blinzelt, dann fliegen die Herzen der Hüttenwirte ihm zu. Er ist nicht der Schönste, aber fesch ist er schon!

Nur wenn es bergab geht, macht Gonzales mir Angst. Dann wird er unberechenbar. Er schubst und schiebt wie ein Albtraum, er drängelt mich den Abgrund hinab. Meine Schritte werden kopflos, ich stolpere, rutsche und falle. Du musst die Leine kürzer halten! So!, macht der Lama-Peter es vor: Zieh seinen Kopf nach unten, zwing ihn in eine demütige Haltung! Ich bin nicht gut in Disziplinierungsmaßnahmen. Verdammt, denke ich, falscher Gedanke! Schließlich kann Gonzales mich lesen. Mein Freund, sage ich, Freundchen!, und zerre am Halfter. Gonzales ist wenig beeindruckt von meinen Versuchen, ihn zur Demut zu zwingen. Du musst ihm zeigen, wen er da vor sich hat!, brüllt der Lama-Peter von vorn. Alles klar!, rufe ich. Nichts leichter als das.

1 Frühling

Im Frühling helfen oft nur noch Zahlen: *Statistiker verzeichnen in unseren Breitengraden im Spätfrühling und Frühsommer die meisten Selbsttötungen. Auf der Südhalbkugel, wo die Jahreszeiten um ein halbes Jahr verschoben sind, ereignen sich die meisten Suizide im Dezember.* Es tut gut, das zu lesen. Es beruhigt mich, dass ich nicht einmal besonders verrückt, sondern höchstens durchschnittlich durchgedreht bin. Andere bringen sich um. Ich tue das nicht. Das ist doch schon mal was, finde ich.

Frühjahrsmüdigkeit, die; Substantiv, feminin. Des Frühjahrs müde zu sein. Der Müdigkeit müde zu sein, erneut dieses Leben zu führen. Alljährlicher Traum: hinter zugemauerten Fenstern zu wohnen, nicht zu wissen, dass draußen kein Schnee mehr liegt.

Ich wäre gern jemand anderes. An einem anderen Ort, mit neuen Menschen und neuem Gesicht. Im Frühling würde ich gerne verschwinden. Ich wäre gern jemand, der diese Gedanken nicht kennt, *ich möchte mich gern von mir trennen*, singt Hildegard Knef, und für den Fall, dass es mir diesmal gelingt, verspreche ich, dass ich nicht nach mir suchen werde.

Eine Liste der Dinge, auf die ich im Frühjahr lieber verzichten will:

- meine Medikamente absetzen
- ein Aufenthaltsstipendium annehmen
- auf Verlagssuche gehen
- mich einer Hormontherapie unterziehen

Anstelle des Kurzgeschichtenbandes, den ich online bestellt habe, bekomme ich ein anderes Buch zugeschickt: *Do it yourself in Stall und Weide.* Ich will das Buch behalten, es riecht alt, nach Telekolleg und Hobbythek, es listet auf, welches Werkzeug man braucht, um die Dinge wieder in Ordnung zu bringen. Es geht um Notfallpläne, wenn alles zusammenbricht, und ich blättere mich durch das Kapitel *Selbst ist die Frau*, das einen *Wegweiser durch das Chaos* verspricht.

Eine halbe Cipralex fällt auf den Küchenfußboden. Ich suche danach, bevor die Katze sie findet. Sie findet alles, was auf den Fußboden fällt, und nur zu diesem Zweck folgt sie mir in die Küche. Es gibt nichts, was sie nicht fressen würde. Ich habe gelesen, dass Katzen, die Alkohol trinken, nie wieder ganz nüchtern werden. Ihnen fehlt ein Enzym, über das Menschen nur durch Mutation verfügen, und später googele ich: Besoffene Katzen. Und: Katzen auf Cipralex. Den Rest des Vormittags sehe ich mir Videos an.

Ich ging, schreibt Max Frisch in *Bin oder die Reise nach Peking: Ich ging in der Richtung einer Sehnsucht, die weiter nicht nennenswert ist, da sie doch, wir wissen es und lächeln, alljährlich wiederkommt, eine Sache der Jahreszeit, ein märzliches Heimweh nach neuen Menschen, denen man selber noch einmal neu wäre, so dass es sich auf eine wohlige Weise lohnte, zu reden, zu denken über viele Dinge, ja sich zu begeistern, Heimweh nach ersten langen Gesprächen mit einer fremden Frau. Oh, so hinauszuwandern in eine Nacht, um keine Grenzen bekümmert! Wir werden schon keine, die in uns liegt, je überspringen …*

Mein Therapeut sagt: Sie entkommen sich nicht. Wir wissen es und lächeln. Er kennt sich aus mit Frisch, er hat Rilkes *Malte* gelesen und weiß, was ich meine, wenn ich fürchte, dass mein Gesicht sich ablöst. Ich bin mir nicht sicher, ob darunter ein Neues nachwächst, und solange man mich noch ansehen kann, habe ich Sex. *Oh, so hinauszuwandern in eine Nacht, um keine Grenze bekümmert.* Er will mit mir über Alkohol sprechen, über Substanzmissbrauch, und wieso es nicht hilft, bloß den Partner zu wechseln, um sich selbst nicht begegnen zu müssen. Wir sprechen über Heimwegsex, Sex, der den Heimweg ersetzt, Sex aufgrund von märzlichem Heimweh, der eigentlich Fernwehsex ist. Es ist phantastischer Sex, behaupte ich, weil er sich vor allem im Kopf abspielt. Der Körper ist kaum beteiligt daran. Ich spüre ihn kaum, auch wenn ich mich dabei sehr lebendig fühle. Mein Therapeut nennt das dissoziativ, aber ich finde: immer noch besser als Suizid, bloß im kleinen Tod das Sterben zu üben.

Während in der dunklen Jahreszeit der Botenstoff Melatonin vorherrscht, wird mit zunehmendem Tageslicht das Serotonin hochgefahren. Durch wärmere Temperaturen weiten sich außerdem die Blutgefäße der Haut, so dass der Blutdruck leicht sinkt. Diese Umstellungen können dem Körper zu schaffen machen. Der Betroffene ist abgeschlagen, vielleicht auch gereizt, und leidet eventuell unter Schwindel und Kreislaufproblemen. Der Frühling, der Faktor des sich verändernden Lebens, kann eine tiefe Verunsicherung auslösen. Generell kommt im Frühjahr eine gewisse Unruhe in alle Systeme. Das kann eine Rolle spielen bei der Auslösung von Symptomen. Alle möglichen Formen von psychischen Störungen können in dieser Zeit begünstigt auftreten.

Es tut gut, das zu lesen. Der Mann, mit dem ich mich treffe, ist bloß ein Symptom. Er kommt jedes Jahr im Frühling, er ist ein Buchmessenmann, und mich beruhigt der Gedanke, dass meine Sehnsucht nach ihm rein enzymatisch ist. Eine Störung im System, ein Missverhältnis von Neurotransmittern. Ich glaube gern an Biochemie.

Thomas Stearns Eliot begann während eines Kuraufenthalts in der Schweiz an *The Waste Land* zu schreiben. Er befand sich *in einer schweren Lebenskrise und war völlig unzufrieden mit seinem Dasein.*

April is the cruellest month, breeding
Lilacs out of the dead land, mixing
Memory and desire, stirring
Dull roots with spring rain.

Es ist bloß Cortisol, sage ich mir, das Brennen, die Rastlosigkeit, die in den trägen Schutzraum des Winters einbricht. Um wie vieles wahrer klingt Eliots Gedicht.

Die Unruhe verfolgt mich auch nachts. Vadim und ich haben die Decke geteilt. Wir schlafen getrennt, seit es wärmer geworden ist, jeder auf seiner Seite des Bettes. Die Nächte sind anstrengend, weil ich so schwitze, und selbst die halbe Decke ist noch zu dick. Ich wache auf, weil ich friere, ich bin nass und habe das Bett durchgeschwitzt. Jede Nacht verliere ich drei Liter Schweiß, eine Nebenwirkung von Cipralex, und am Morgen kann ich mich selbst nicht mehr riechen. Ich stinke wie Abfall. Selbst die Katze weicht vor mir zurück. Ich bleibe im Bett liegen, bis Vadim die Wohnung verlassen hat, renne zur Dusche und habe das Gefühl, zu ersticken. Tagsüber lagere ich Wasser ein.

Der Buchmessenmann hat ein wenig Übergewicht. Selbst seine Ohrläppchen sind fleischig, seine Nase ist groß, und ich stelle mir vor, wie Ohren und Nase im Alter noch wachsen. Er hat jetzt silbernes Haar an den Schläfen, und ich sage zu ihm, dass er ein schöner alter Mann werden wird. Meinst du das ernst?, fragt er, und ich nicke: Er kann werden, was er will, in meiner Vorstellung von unserer

Liebesgeschichte, er kann werden, was ich will, weil unsere Liebesgeschichte nur eine Vorstellung ist. Einmal im Jahr treffen wir uns. Dann wird er real, und das hilft mir dabei, mich daran zu erinnern, dass ich ihn in Wirklichkeit gar nicht will.

Mein Therapeut fragt: Waren Sie jemals glücklich mit ihm? Ich muss kurz nachdenken. Glücklich war ich immer erst hinterher. Wenn er wieder gefahren war und schrieb, er wäre gern noch geblieben.

Ich gehe zum Arzt, ich brauche ein neues Medikament. Es gibt nichts, was ich nicht schlucken würde, aber wir bleiben bei Cipralex, weil es nicht fruchtschädigend ist. Oder verhüten Sie wieder?, fragt der Arzt und schlägt vor, dass wir die Dosis erhöhen. Dann sehen wir weiter. In sechs Wochen soll ich wiederkommen, heute ist der achte Mai, es ist immer der achte Mai, wenn ich in der Akutsprechstunde sitze, und langsam glaube ich nicht mehr an Zufälle. Ich glaube an Statistiken: dass auch der achte Mai bloß ein Mittelwert ist, ein berechenbares Datum ohne Symbolik, an dem der Durchschnittsirre kapituliert.

Mein Therapeut denkt, dass meine Krise auch eine Schreibkrise ist. Wer schreibt, muss seinen Körper nicht spüren, auch Schreiben sei dissoziativ, und ich behaupte, dass ich längst weiterarbeite: an einer Art Liebesgeschichte, die allerdings nie veröffentlich wird. Es geht um schlechten Sex mit einem hässlichen Mann, den ich mir hässlich und schlecht schreibe, um es etwas besser zu machen, dass er bloß eine Vorstellung ist, die nie real werden wird. Ich schreibe in der ersten Person, aber auch *»ich« ist nur ein zweckmäßiges Wort für jemanden, den es nicht wirklich gibt* (schreibt Virginia Woolf), und wenn *ich* die Kontrolle verliert (schreibe ich), dann geschieht das bloß, weil ich es so will.

Ich soll auf meine Bedürfnisse achten, sagt mein Therapeut. Nicht nur in Routinen verharren. Aber dann sitze ich doch wieder am Schreibtisch, sehe mir Katzenvideos an und gucke in mein E-Mailpostfach. Der Mann, den ich mir vorstelle, meldet sich nicht. Alle drei Minuten klicke ich auf *Posteingang*, und schließlich rufe ich Suska an und erzähle ihr von ihm. Ich liste die Dinge auf, die ich an ihm abstoßend finde. Dinge, an die ich mich zu denken zwinge, wenn ich ihn zu sehr vermisse: Wie er die Hüften kreisen lässt und sein Becken an mir reibt, kaum dass er vor mir steht. Das gelbe Zeug, das morgens in seinen Augen klebt, die Geräusche, die er im Bad macht, seine mintfarbenen Shorts, wie er mir die Beine spreizt und mich untersucht, als wäre ich beim TÜV. Wie sein unrasiertes Kinn an mir scheuert, wie zufrieden er mit sich ist und wie ich ihn für all das verachte und trotzdem fürchte, dass er mich nicht will. Es hilft nichts. Das alte Spiel. Der eine entzieht sich, der andere sehnt sich. Er ist ein Arschloch, sagt Suska, und ich finde: Das macht doch nichts. Als sie aufgelegt hat, googele ich seinen Namen plus *Arschloch* und bin überrascht, wie viele Treffer es gibt.

Woran haben Sie sonst noch Freude?, fragt mein Therapeut. Ich soll eine Umfrage unter meinen Freunden machen, wie sie den Frühling verbringen, und als Erstes treffe ich mich mit Aenne. Wir trinken zusammen, und Aenne sagt, ihr sei jetzt alles egal. Das sei nicht der schlechteste Zustand, ein bisschen wie noch mal Pubertät, und dann überlegen wir, was uns noch bliebe, wenn wir wieder zu Teenagern würden: ausgehen und trinken, kiffen und schlafen, Musik hören, Filme ansehen. Vielleicht noch essen, sagt Aenne, sie lebt jetzt vegan. Wir verabreden uns für die folgende Woche. Wir wollen was Erwachsenes tun, am Mittwoch ist Yoga im Park.

Ich versuche es mit Pornos. Es gehe um Lustgewinn, sagt mein Therapeut, der sicherlich etwas anderes meint. Meistens ahne ich schon nach ein paar Szenen, dass ich nicht bis zum *Cumshot* durchhalten werde. Ich schalte den Ton aus, spule zu den Stellungswechseln vor, sehe mir an, wie er an ihr zu spielen beginnt. Ihr Geschlechtsteil ist ledrig, schmallippig, kein bisschen rot, kein bisschen erregt. Nur das Intimpiercing glänzt.

Das Telefon klingelt, und meine Mutter ist dran. Sie haben einen neuen Trockner gekauft. Der letzte hat zweiundzwanzig Jahre gehalten. Es könne sein, sagt sie, dass dieser Trockner sie überlebt. Ich rechne nach, und vielleicht hat sie recht: Sie könnten vor einem Trockner sterben. Ich bin wütend: Wieso kauft ihr nichts Billiges? Ich will diesen Trockner nicht erben.

Als ich fünfzehn war, nahm meine Mutter mich mit zu ihrer Frauenärztin. Sie war kaum älter als ich heute, damals sollte ich die Pille bekommen, und auf dem Weg zur Praxis erzählte sie mir, dass sie langsam graue Schamhaare kriege. Das sei ein Schock für sie gewesen: zu realisieren, dass auch die Körperhaare sich grau färbten. Ich hielt mir die Ohren zu, ich wollte nichts davon hören, und meine Mutter schwärmte von ihrer Frauenärztin, die ihr den Tipp gegeben habe, es wie die jungen Mädchen zu machen und sich das Schamhaar einfach abzurasieren.

Der Nachbar hält mir die Tür auf. Er ist nicht höflich, er will bloß hinter mir die Treppe hochgehen. In fünf Minuten geht er bereits wieder hinunter. Ständig rennt er durchs Treppenhaus, er markiert sein Revier, in dem er früher Hausmeister war. Ich höre ihn durch die geschlossene Tür. Sein würgendes Geräusch. Er ist ein widerlicher alter Sack, der seinen Rotz abhustet, jedes Mal auf unserem Treppenabsatz.

Im »Lexikon der Filmbegriffe« steht zum Lemma *cumshot: Da das normal produzierte Sperma des Mannes in der Regel nicht in der gewünschten Menge zur Verfügung steht, wird häufig mit technisch hergestelltem Ejakulat (aus Eiweiß) nachgeholfen, so dass einerseits dramaturgisch die Ejakulation (sexualphysiologisch durchaus korrekt) als das für den Mann ultimative erregungslösende Moment beim Sexualakt zusätzlich fetischistisch überhöht wird, der Betrachter aber andererseits schon angesichts der bloßen Menge an extrakorporal pro-*

duziertem ›Sperma‹ auf seine eigene Unzulänglichkeit in dieser Hinsicht zurückgeworfen wird.

Ich bekomme auch graue Schamhaare. Es sieht wie angeschimmelt aus, es muss ein Irrtum sein, und ich fühle mich von meinem Körper betrogen. Es ist bloß Melanin, sage ich mir, und trotzdem fühlt es sich falsch an: der Gedanke, vielleicht doch noch ein Kind zu kriegen, irgendwann später, wenn das erste, was dieses Kind von der Welt sehen wird, das graue Schamhaar seiner schimmelnden Mutter ist.

Wann ist man zu alt, um Kinder zu bekommen?, fragt GMX. *In einer intimen Sprechstunde stellen wir die Fragen, die Sie vielleicht nicht laut formulieren möchten. Haben auch Sie intime Fragen, die wir unseren Experten stellen sollen?*

Liebes GMX, bitte frag mal für mich: Wann ist man zu alt, um sich zu jung für ein Kind zu fühlen?

Mein Therapeut findet nicht, dass ich manisch bin. Den Begriff der *Enthemmung* hält er für übertrieben. Er sagt: Sie pathologisieren sich selbst! Sie verhalten sich unreif, bloß um sich unreif fühlen zu dürfen, und er behauptet, dass ich gar kein Kind will. Ich ziehe mein T-Shirt hoch, damit er die Narbe sieht, die durch den Bauchnabel läuft, ich schiebe den Hosenbund runter und zeige ihm den Schnitt über dem Schambein: Ich tue erwachsene Dinge. *Ich* pathologisiere mich nicht.

Im Krankenhaus prüft eine Ärztin meine Behaarung. Sie gibt mir einen Einwegrasierer, und unter der Dusche enthaare ich mich. Danach bin ich wie neu, bis auf ein paar blutende Schnitte. Ich halte mir den Duschkopf zwischen die Beine, wenigstens das, aber die Schwester hämmert bereits gegen die Tür, um endlich den Einlauf zu machen. Ich liege auf dem Bett, strecke ihr den Hintern entgegen, das Wasser läuft in meinen Anus, und ich bin nackt wie ein Mädchen vor der Pubertät. Doch nach der OP wird es heißen, ich sei eine Frau mit einem intakten Gebärapparat.

Um das herauszufinden, pumpen sie mir CO_2 in den Bauchraum. Sie stechen eine Kamerasonde durch meine Bauchdecke, machen einen Schnitt durch den Nabel, einen zweiten über dem Schambein, und in das Loch zwischen den Beinen, das schon vorher da war und hinterher wie eine Wunde schmerzt, führen sie die Schneidegeräte ein. Sie finden nichts, was sie wegschneiden könnten. Weder Endometriose, Wucherungen von Gebärmutterschleimhaut, noch Zysten. Ich trage eine Windel, gebäre Blut, das nach Jod riecht, und mein Brustkorb fühlt sich an, als wäre ein Lkw darüber gefahren. *Die Laparoskopie ist eine schonende und wenig belastende Operationstechnik.* In den nächsten Tagen versuche ich, das Gas abzuatmen. Die Schmerzen lassen nach, und der Befund spricht mich völlig gesund. Das Ergebnis der OP: Die OP wäre nicht nötig gewesen. Ich versuche, mich ein bisschen zu freuen: Ein Hoch auf die Reproduktionsmedizin!

Rein dramaturgisch gelingen uns erwachsene Dinge: Wir lassen uns untersuchen, über Behandlungsverfahren aufklären, Vadim muss in ein Becherchen wichsen, rein sexualphysiologisch kriegt er das hin. Es gebe Möglichkeiten, das Sperma technisch aufzubereiten und mich vorab zu stimulieren, doch was wie im Porno klingt, meint nur die täglichen Spritzen. Sie legen uns Verträge vor, die wir mitnehmen, um sie zu unterschreiben, und dann rufen wir nicht mehr zurück. Stattdessen verreisen wir. Wir lassen uns impfen, ich kreuze an, dass ich nicht schwanger sein kann, wir fliegen nach Asien, verpassen den Winter, und erst zur Buchmesse sind wir zurück.

Es ist das Frühjahr, in dem der Nachbar sich im Keller erhängt. Eine Zahl in der Statistik, die plötzlich nicht mehr nur aus Zahlen besteht. Nach dem Putzplan im Hausflur wäre ich an der Reihe gewesen, im Mai den Keller zu fegen. Die Eisheiligen sind gerade vorbei, und es folgt der erste Sommer, in dem die Nachbarin die Kästen auf dem Balkon nicht bepflanzt. Ich fühle mich schuldig. Wir fragen uns, wer ihn gefunden hat, Vadim und ich kondolieren, und in der Zeitung steht, dass die EU plant, die Schleuserboote an der Küste Libyens zu zerstören. Wenigstens die Flüchtlingskrise wird jetzt gelöst! Mein Therapeut sagt: Versuchen Sie, nicht zynisch zu werden.

Ian Curtis starb am 18. Mai, Flaubert schon am achten. Es ist fast Juni, und dann blute ich wieder. Ich stecke mir Schwämmchen in den Geburtskanal, die selbst beim Sex nicht zu spüren sein sollen, wenn man sie richtig platziert. Vadim stößt trotzdem dagegen. Was soll das?, fragt er. Menstruierst du jetzt heimlich? Die Firma, die die Dinger vertreibt, heißt *Joy Division* – geteilte Freude ist halbes Leid, und hinterher schließe ich mich im Bad ein und versuche, den Schwamm wieder herauszukriegen. Es gibt keinen Faden, damit man nichts spürt, und ich sitze auf der Kloschüssel und presse, *she's lost control again, she's lost control*, Ian Curtis hat sich in seiner Küche erhängt, und ich versuche, einen Schwamm zu gebären. *Love will tear us apart*. Schließlich bekomme ich etwas zu fassen, ein Schwall Blut spült es aus mir heraus: einen formlosen Klumpen, der vorher rosa und herzförmig war.

Als Flauberts Debütroman erschien, war er *ein reifer Mann im Alter von 36 Jahren*. Emma Bovary, schrieb der Kritiker Sainte-Beuve über Flauberts Titelheldin, habe nie gelernt, *daß die Grundbedingung eines ordentlichen Lebens die Fähigkeit ist, Langeweile ertragen zu können, dieses ungewisse Entbehren, diesen Mangel an einem angenehmeren, inneren Neigungen besser entsprechendem Dasein*. Flaubert erklärte: *Madame Bovary, c'est moi!* Und ich bin sechsunddreißig Jahre alt, im gleichen Alter wie er, in Zahlen schon zweimal erwachsen, eine unreife Frau, deren Eileiter sich durchspülen lassen. *Madame Bovary, c'est moi, aussi*.

Die Unruhe als Strafe und Stigma. Tien sagt: Wenn du jetzt kein Kind bekommst, musst du später mit dir alleine klarkommen. Ich lese über Satyriasis, Nymphomanie, Erotomanie, Hypersexualität, verursacht durch *Müßiggang, Masturbation und eine sitzende Lebensweise.* Psychologischer Typus, *der aus Bindungsangst häufig den Sexualpartner wechselt, während der Beziehungssüchtige über Sexualität nach Zuneigung und Zuwendung strebt.* Der Buchmessenmann sagt: Du musst lernen, mit dir allein zu leben.

Mein Therapeut glaubt: Sie entkommen sich nicht, auch wenn *der Andere* Sie penetriert. *Hypersexualität korreliert mit hypomanischem Zustand.* Ich wäre so gern manisch gewesen.

Meine Haut beginnt zu jucken, ein rotes Muster blüht auf meinem Hals. Wir haben die Dosis erhöht, und ich schlafe fast zehn Stunden am Tag. Ich schreibe ein bisschen, dann koche ich, und nach dem Essen muss ich Mittagsschlaf machen. Ich rufe beim Hautarzt an, der in acht Wochen einen Termin für mich hat.

Meine Mutter findet, dass ich doch ein sehr gutes Leben führe. Sie schickt mir jeden Artikel, den sie zum Thema *Regretting Motherhood* finden kann. Überleg dir das gut, sagt sie und meint das Leben, das sie geführt hat, meinen Bruder und mich, und natürlich bereut sie uns nicht. Sie beteuert es jedes Mal, obwohl ich sie nie danach frage. Du pathologisierst mich!, werfe ich ihr vor. Dabei glaubt sie bloß an Schicksal und meine Gesundheit. Das deutlichste Zeichen dafür: Mein Unterleib sei schlauer als ich.

Wir sind bei Aenne zum Geburtstagskaffee eingeladen. Es kommen: ihre Single-Freunde und die Familien, die mit ihr im Haus wohnen, wir sind das einzige Paar ohne Kinder. Ein Mann mit grauweißem Bart und Jungengesicht fällt mir auf. Als hätte er über Nacht seine Jugend verloren. Wir sehen uns kurz an, aber auch er hat ein Kind vor den Bauch geschnallt. Es gibt vegane Kuchen, Vadim und ich setzen uns auf die Krabbeldecke im Gras, und wieder zu Hause sagt Vadim, dass sie ihm irgendwie verwahrlost vorkamen. Es dauert eine Weile, bis ich begreife, dass er nicht von den Kindern gesprochen hat.

»Üblicherweise«, wurde Deborah Feldman vor ihrer Hormonstimulation als Eizellenspenderin mitgeteilt, *»überschreiten menschliche Eierstöcke im Leben einer Frau niemals die Größe von Walnüssen. Bei den Ihren dürften wir nun davon ausgehen, dass sie die Größe von – sagen wir – einer Orange annehmen werden.« Wenn Eierstöcke naturgemäß niemals die Größe einer Orange erreichen konnten*, so fragte sich Feldman daraufhin, *war es nicht sinnvoll anzunehmen, dass sie dies besser auch nicht tun sollten?*

Die Kamerasonden und das Einführen des Ultraschallstabs. Das Durchstechen der Eileiter, die täglichen Spritzen, die Narkose, die Kanülen im Arm. Wenn wir heiraten würden, sagt Vadim, müssten wir nicht dafür bezahlen. Stattdessen gehen wir zum Notar. Wir tun ein paar erwachsene Dinge, wir legen fest, dass wir Auskunft erhalten wollen, wenn einem von uns etwas passiert, wir versprechen uns, einander den Stecker zu ziehen. Vadim soll meine Rentenversicherung kriegen, und ich erbe seine Trompete. Darf ich sie verkaufen?, frage ich, als wir wieder draußen sind. Vadim nickt, und dann essen wir Pizza.

Bei Edeka läuft REM. Ein Kerl mit einer Haarpalme auf dem Kopf räumt die Regale ein. Er pfeift mit, guten Morgen, sagt er, als er mich sieht. Ich grinse zurück. Seit ein paar Tagen ist Kurze-Hosen-Wetter. Meine Beine sind weiß und etwas schwabbelig, ich bin die schönste Frau im ganzen Edeka, die Palme auf seinem Kopf wippt, *vom Himmel schweben Sylphiden herab, und alles singt* und pulsiert wie verrückt: *shiny happy people laughing.*

Mein Therapeut findet, ich sei auf einem ganz guten Weg. Noch fünf Sitzungen, sagt er. Ich bin überrascht, wie wenig Zeit wir noch haben. Zu Hause erzähle ich Vadim davon: nur noch fünf Sitzungen! Das macht mir Angst. Doch Vadim nickt bloß und versucht, nicht zu lachen: Dann bist du also geheilt.

2 Sommer

In der Zeitung steht, dass man – statistisch betrachtet – mit siebenunddreißig am glücklichsten ist. Ich bin kurz davor, der glücklichste Mensch meines Lebens zu werden. In einem Jahr soll ich wissen, wohin ich noch will, ich werde das Wesentliche erreicht haben und eine Zeit verbringen, mit der ich im Rückblick am zufriedensten bin. Es wird das beste Leben von allen sein, aber ich fürchte, ich werde es nicht führen. Ich mache mir Sorgen um meine Retrospektive, und wer mit siebenunddreißig noch immer nicht glücklich ist, wird es – statistisch gesehen – auch nicht mehr werden. Danach geht es nur noch bergab. Mein Therapeut schüttelt den Kopf. Er glaubt nicht, dass das Unglück so berechenbar ist, er glaubt an willkürliches Glück und an mich. Ich frage ihn trotzdem: Wohin soll der Abstieg führen, wenn schon das Gipfelkreuz in einer Ebene steht? Es gibt nur eine logische Antwort: ins Wasser oder unter die Erde. Jetzt lacht er nicht mehr, endlich verstehen wir uns: Ich bin nicht suizidal. Ich bin bloß gut in Metaphysik.

Die Katze atmet so laut. Sie atmet viel zu laut. In Menschenjahren wäre sie über siebzig. Sie sieht wie ein Baby aus, und manchmal vergesse ich, dass sie schon eine Rentnerin ist. Wie geht es der Katze?, fragen mich Menschen, die mich nicht nach einem Kind fragen können. Ich würde lieber nach einem Kind gefragt werden, weil ich mir vorstelle, dass es etwas weniger lächerlich klingt. Es ist bloß eine Katze, sage ich dann. Sie ist alt, und ich weiß nicht, wie lange sie noch lebt. Außerdem fürchte ich, sie ist medikamentenabhängig.

Bei Sloterdijk steht: *So antwortete die Metaphysik auf die Krankheit des Lebens mit einer geistvollen Selbsteinäscherung. Sie stellte dem kränklichen Fleisch das heitere Skelett entgegen, der brennenden Wunde den kühlen Stein.* Die geistvolle Selbsteinäscherung. Das klingt nach einem gangbaren Weg.

Fürs Erste betrinke ich mich. Das kränkliche, hinfällige Fleisch liegt am Boden, der Geist aber ist immer noch heiter. Ich feiere mit Tien. Ein großer Verlag will ihren Erzählband herausbringen, sie hat einen Vertrag unterschrieben, bekommt einen Vorschuss, das volle Programm. Wir feiern im *Besser Leben*, und ich trinke auf Tien. Sie war die Einzige, für die ich noch schwärzer als für mich gesehen habe – wer will schon einen Erzählband herausbringen? Tiens Unglück war meine sichere Bank. Sie weiß es und beobachtet mich: Fühle ich mich von ihr verraten? Betrügt sie mich mit ihrem Glück? Es macht mir nichts aus. Es ist mir gleichgültig, ob meine Freundinnen schwanger werden oder ihre Bücher zur Welt bringen. Es macht fast keinen Unterschied. Aber eben nur fast, denn immerhin trinkt Tien noch mit mir. Sie hebt ihr Glas, später bezahlt sie die Rechnung, und ich bleibe noch, bis niemand mehr übrig ist. Nur einer ist noch da, der irgendwann aufsteht und mir ein Glas Wasser holt. Danach stehen wir zusammen auf der Straße und halten uns fest aneinander. Ich will bei ihm übernachten. Ich bin zu wackelig, um noch Fahrrad zu fahren, und es wird enden wie immer – bei ihm, um nicht wie immer sonst enden zu müssen: mit dem Gesicht auf dem Asphalt, weil ich das Rad in die Tramschienen lenke.

Mein Schamhaar wächst nach. Es juckt, und ich rasiere mich wieder. Vadim und ich rechnen aus, wann ein Kind kommen müsste, damit wir noch Elterngeld kriegen. Mein Uni-Vertrag läuft bald aus, allzu lange dürften wir nicht mehr warten, die Behandlung würde dauern, und mein Businessplan ist, dass es Elterngeld gibt. Ein anderes Konzept habe ich nicht.

Tien nimmt mir diese Abgeklärtheit nicht ab. Willst du jetzt ein Kind oder nicht? Ich finde die Frage falsch. Die Frage lautet, um welchen Preis ich ein Kind wollen würde. Und was der Preis dafür wäre, auf ein Kind zu verzichten, ohne diese Abgeklärtheit. Verzweiflung? Darauf lasse ich mich nicht mehr ein. Tien findet, ich müsse eine Entscheidung treffen. Und dann meinen Frieden machen, das Gegenteil von Abgeklärtheit. Ich hasse meine Wahlmöglichkeiten. Meine Großtante gab mir einmal einen guten Rat mit auf den Weg: Wenn du nicht weißt, was du tun sollst, dann tu einfach: nichts. Wenn du nichts tust, sagt Tien, dann ist das auch eine Entscheidung. Nein, behaupte ich, dann ist es Schicksal! Dann ist die Zeit verantwortlich, die Biologie, und wie gern würde ich auf meinen Körper vertrauen, von dem meine Mutter behauptet, er wisse genau, was er tut, wenn er mir keine Kinder gebiert. Um es kurz zu machen: Ich habe keine Antwort auf Tiens Frage. Mein Körper antwortet an meiner Stelle: Er will keine Spritzen und vermutlich kein Kind. Obwohl wir uns da manchmal nicht einig sind.

Ich fahre nach Berlin, um zu lesen. Die Lesereihe bezahlt hundert Euro, und ich lese aus einem Text, der vielleicht mal was wird. Der Veranstalter kündigte mich mit den Worten an, ich sei vor zehn Jahren schon einmal sein Gast gewesen. Damals noch als junges Talent. Und heute wieder: als junges Talent. Das Lachen im Saal ist betreten, und später beim gemeinsamen Bier, das ich ihm nicht abschlagen darf, rückt der Veranstalter etwas näher heran. Er legt den Arm um mich und will wissen, wieso es immer noch kein Buch von mir gibt. Er klingt herablassend, er ist anzüglich, und trotzdem habe ich das Gefühl, dass ich diejenige bin, die sich bei ihm entschuldigen müsste.

Virginia Woolf schreibt in *Berufe für Frauen* von den zwei Proben der Schriftstellerin: Sie muss den Engel im Hause töten, der von ihr erwartet wird, und die Wahrheit über ihre Erfahrung als Körper schreiben. Die Wahrheit über die Erfahrung als weiblicher Körper ist das damit verbundene Bewusstsein der Scham. Ich schäme mich, einen Körper zu haben, der ständig sichtbar ist. Jedermann kann sehen, wie er versagt. Ständig gibt er ein Bild ab, und es gelingt mir nicht, es zu kontrollieren. Der Körper, der von mir erwartet wird, muss seine Grenzen kennen. Dieser hier aber trinkt viel zu viel, und er kann sich seiner selbst nur vergewissern, indem er sich an andere Körper drückt. Betrunken wird er maßlos und gierig. Nüchtern aber ist er noch schlimmer. Dann wird er verstockt, er hat einen Stock im Arsch, wie die Welt es ihm vorwirft, wenn er ihr den Zugriff verwehrt. Der Körper, der von mir erwartet wird, ist weder stumm noch zu laut, weder wütend noch traurig. Mein Körper fühlt sich ungesund an. Er will das Rauchen nicht aufgeben. Ich zwinge ihn dazu, Yoga zu machen, doch er weigert sich, seine Mitte zu finden, und selbst sein neurochemisches Gleichgewicht kriegt er ohne Tabletten nicht hin. Mein Körper, der schmerzt, zu viel Blut verliert und ab fünfunddreißig Jahren lebensbedrohlich wird, wenn er nicht regelmäßig zum Check-up geht. Mein Körper, in dessen Erbgut der Tod schlummert. Mein Körper, der sich ständig verliebt, um sich lebendig zu fühlen. Es fällt ihm leicht, von einer Klippe zu springen, ohne die Tiefe des Wassers zu prüfen. Meistens tut mein Körper sich weh. Er hat überall blaue Flecken, weil er so tollpatschig ist. Mein Körper, der an sich leidet und immerzu etwas vermisst. Der unbeherrschte Körper. Der hungrige Körper, der müde Körper, der frierende, lustlose Körper.

Mein Körper, der das Denken bestimmt. Mein Körper steht dem Denken im Weg. Mein Körper hat Hautausschlag und lässt sich in den Eingeweiden herumwühlen, weil er sich weigert, schwanger zu werden. Mein Körper hat noch gar nichts geleistet. Ich will mit der Axt schreiben, den Körper ausstellen, um nicht länger nur ein Körper zu sein. Ich weigere mich, mich für ihn schämen zu müssen. Der Engel ist tot, das Schreiben ist frei. Die Probe der Schriftstellerin ist harte Splatter-Arbeit.

Ich bin sechsunddreißig, und es ist so gut wie nichts geschehen. Wiederholen wir: Ich habe einen Roman geschrieben, der in der Schublade liegt, ein paar Geschichten über die Liebe, das Unterwegssein und das Verlorengehen, jede Menge verworfene Anfänge – und einen längeren Text, der vielleicht mal was wird. Das ist nicht viel, das ist eigentlich nichts. *Immer noch unpubliziert stirbt das junge Talent im Alter von fünfunddreißig Jahren*, denn es hat sich selbst überlebt. Das junge Talent, das ich mal war, ist nicht mehr jung. Es hat die Vorstellung widerlegt, die man von ihm hatte, und trotzdem geht es weiter mit mir. Das fühlt sich an wie Betrug. Ein geplatzter Scheck, ein uneingelöstes Versprechen. Ich wache jeden Morgen auf, im unberechtigten Gebrauch eines Lebens, das einfach nichts hervorbringen will. Das ist falsch, und ich weiß es, ich schäme mich sehr.

Scham ist ein Gefühl der Verlegenheit oder der Bloßstellung, das durch Verletzung der Intimsphäre auftreten oder auf dem Bewusstsein beruhen kann, durch unehrenhafte, unanständige oder erfolglose Handlungen sozialen Erwartungen oder Normen nicht entsprochen zu haben.

Was müsste sich ändern, fragt mein Therapeut, damit Ihr Leben wieder lebenswert wäre? Ich zucke mit den Schultern. Das Schlimme ist: Ich wüsste es nicht. Was könnte passieren? Mir fällt nichts ein. Ich habe kein zweites Gesicht, keine andere Idee von mir als die einer Schriftstellerin, die ich offensichtlich nicht bin. Und die Wissenschaft? Ich schüttle den Kopf. Genauso leidenschaftlich könnte ich Pakete austragen. Älterwerden ist auch keine Lösung, wenn man leider unfruchtbar ist. Ich lese meinem Therapeuten einen Satz vor, den ich irgendwo aus dem Internet habe: *Der alternden Frau, der Anerkennung entzogen wird, wenn sie gesellschaftliche Standards an Jugend und Schönheit nicht mehr erfüllen kann, bleibt die Option, den Verlust ihres Selbstwertgefühls durch Ehe und Kinder zu kompensieren.* Kommt gar nicht in Frage! Natürlich werde ich nicht noch einmal heiraten. Mein Therapeut nickt, er kennt die Geschichte. Sie liegt lange zurück, heute gibt es Vadim, und mein Therapeut fragt, ob Vadim überhaupt Kinder will. Ich seufze. Vadim sagt, letztlich sei es meine Entscheidung. Er wäre zu allem bereit. Das macht mir Angst, ich fürchte mich ein wenig davor, dass unser Kind vor allem mein Kind sein würde.

Sarah hat zwei Kinder und schreibt an ihrem zweiten Roman. Sie hat einen Drei-Buch-Vertrag unterzeichnet, der Vorschuss ist bereits verbucht, und ich halte es kaum aus, wie demonstrativ sie an ihrem Glück leidet. Ihre Kinder sind anstrengend. Ihr Körper ist ausgelaugt. Ans Schreiben ist gar nicht zu denken. Der Verlag macht Druck, die Lesungen sind mit Fahrerei verbunden, die Pressearbeit ist so ermüdend, und ständig muss sie Kompromisse eingehen. Du hast es gut!, sagt sie, als wäre Mittagsschlaf ein Lebensinhalt. Ich halte es nicht aus. Ihr ganzes Scheißleben hätte ich mir ausgesucht, und vielleicht weiß sie das und leidet bloß mir zuliebe, aus falscher Rücksichtnahme: Es gibt nichts, worum ich sie beneiden könnte! – Aber hast du es nicht so gewollt? Ich komme nicht damit klar, wie verächtlich sie von allem spricht, was mir fehlt.

Mir kommt der Gedanke, dass erst das Leiden am Nichtschreiben aus der Mutter Sarah wieder eine Schriftstellerin macht. Dreht ihr Beschweren sich gar nicht um mich? Bin ich etwa zu egozentrisch? Mein Leiden dreht sich meistens um mich. Ich leide auch am Nichtschreiben, ganz ohne Kinder. Aber immer noch besser depressiv, finde ich, als gar keine Identität!

Mein Therapeut glaubt ohnehin, dass meine Krankheit nur ein Platzhalter ist. Es ist wie Reise nach Jerusalem spielen. Nur dass es keine Mitspieler gibt: Man könne nicht gerade behaupten, dass der Platz, den meine Krankheit besetzt hält, heiß umkämpft wäre. Die Lähmung wird erst verschwinden, behauptet mein Therapeut, wenn Sie wieder am Leben teilhaben werden – und nicht umgekehrt. Lassen Sie sich was einfallen. Sie haben doch Phantasie,

Sie sind doch Schriftstellerin! Nein und nein, antworte ich. Was glaubt er denn, warum ich über mein Leben schreibe, in dem außer Depression nichts passiert? Weil ich so phantasiebegabt bin? Er warnt mich vor zu viel Gemütlichkeit: Ihre Krankheit sitzt viel zu bequem! Aber ich finde: immer noch besser depressiv als gar keine Lebensentwürfe.

Zu Hause vor dem Spiegel übe ich ein Muttergesicht. Ich drehe mich zu Vadim. Sein Blick wird ganz weich. Er kommt auf mich zu, legt mir eine Hand an die Wange und fragt mich, ob ich Zahnschmerzen habe. Es geht mir gut, behaupte ich. Andere bringen sich um, ich tue das nicht – auch wenn das nur die Hälfte der Wahrheit ist. Mit der anderen Hälfte warte ich darauf, dass mich ein Auto erwischt. Beim Fahrradfahren, ein eiliger Rechtsabbieger. Selbst meine Todesphantasien sind phantasielos. Mir fällt nichts anderes ein, als unter die Räder zu kommen. Oder mich noch mal zu verlieben, mich vom Leben erwischen zu lassen, wenn man es so ausdrücken will. Beides wäre für Vadim nicht schön. Der Tod und das Leben – manchmal scheint mir beides gleich weit entfernt. In diesen Momenten fühle ich mich stabil.

Das britische Model April Ashley, das früher George Jamieson hieß, beschreibt das Aufwachen am Morgen nach ihrer geschlechtsangleichenden OP als den glücklichsten Moment ihres Lebens. Ihr Körper habe sich endlich im Einklang mit ihrem Geist befunden. Der Einklang von Körper und Geist. Vielleicht geht es darum auch beim

Suizid: um das Streben nach Anpassung des Körpers an das Empfinden, das schon lange nicht mehr lebendig ist. Der Körper aber lebt immer noch weiter. Er mimt seine Gesten, er täuscht Teilhabe vor, und wenn man ihn davon abhalten will, dann geschieht das aus dem tiefen Bedürfnis, sich wieder mit sich in Einklang zu fühlen. David Foster Wallace hat diesen Wunsch nach Identität in *Der Planet Trillaphon* beschrieben. Heute verstehe ich, dass der Text, der um das große Versprechen des Exits kreist, nicht von Verzweiflung erzählt, sondern von Hoffnung. Von der Sehnsucht nach Frieden, wie ihn April Ashley beschreibt, eines glücklichsten Moments, der für den Depressiven jedoch nur um den Preis zu haben ist, ihn nicht mehr erleben zu können.

Der irische Schriftsteller Rob Doyle fragt sich, was er schreibend tut: *What I mean to say is, what is art, only a howl against death. Are we agreed on this, Rob?* Yes, Rob, we are. Obwohl selbst das Schreiben irgendwann mit dem Tod enden muss.

Mein Therapeut schlägt mir vor, das Leben als essayistische Existenz zu begreifen, wenn mir die große Erzählung nicht liegt. Er hat das irgendwo im Radio gehört. Es ging um Roger Willemsen: einen essayistischen Charakter, episodisch, facettiert, universalinteressiert, und natürlich wäre ich gerne Roger Willemsen – sehr viel lieber als Isabelle Lehn. Noch drei Sitzungen. Ob wir das hinkriegen? Wir könnten einen Antrag auf Verlängerung stellen.

Ein Buch über das Glück muss kurz sein. Kurz und fragmentarisch, eine zusammenhängende Erzählung über das Glück zu schaffen ist unmöglich. Wo stand das noch mal? Ach ja, Tomas Espedal.

Nachts ist es so heiß, dass man den Staub in der Luft schmecken kann. Ich bilde mir ein, dass ich das Gibbon-Weibchen im Zoo schreien höre. Wenn der Wind günstig steht, trägt er die Schreie kilometerweit. Das Gibbon-Weibchen brüllt nach seinem Männchen, das sich im Tümpel der Außenanlage ertränkt hat. Jetzt ist es allein, schon sein erster Gefährte hat sich im Graben ersäuft, und einen dritten Mann darf es nicht haben. Voller Unschuld turnt es durch die Außenanlage. Im Winter wird es zu den Orang-Utans ziehen, für die es ein winziges Spielzeug ist, viel zu klein für sein lautes Gebrüll. In Freiheit lebende Gibbons wählen einen Partner fürs Leben. Aber die größten Lieben, das weiß auch das Äffchen, sind immer die ungelebten, die früh genug in einem Tümpel ertrinken.

Ich gebe meiner Agentin das erste Kapitel zu lesen. Sie findet es gut. Allerdings komme Vadim immer nur zufällig vor. Ich müsse üben, ohne Vadim zu sein, findet der Buchmessenmann, doch meine Agentin findet, ich sollte Vadim plastischer machen. Ich spreche mit Vadim darüber, der ebenfalls gern plastischer wäre. Und außerdem wäre er gern Jazztrompeter. Kannst du dir das aussuchen, frage ich ihn, in meinem Roman? Klar kann er das!, behauptet Vadim. Wie wäre es mit Komponist für Minimal-Music?

Auch damit wäre er zufrieden. Aber lieber noch wäre er: Jazztrompeter.

Eine Sammlung der Dinge, die es über Vadim zu wissen gibt:

Vadim findet gern Lösungen. Er mag Ordnung und repariert gerne Dinge. Er liebt die Menschheit und was sie hervorgebracht hat, zieht sich vor Menschen aber zurück. Er mag den Spruch: *No soul, no dark nights.* Vadim ist schön. Er geht auf Kryptopartys, er ist ein Techniknerd mit Körperbewusstsein. Vadim langweilt sich nie. Er geht allein ins Kino und kann fünf Spielfilme hintereinander ansehen. Er hat ein absolutes Gehör, hört das Ticken der Uhr im Stockwerk unter uns und hat einen Schuhtick, seit ich ihm erzählt habe, dass erst die Schuhe eines Menschen verraten, wie er über sich denkt. Er liebt Musik, tanzt aber nicht. Singen kann er auch nicht. Er steht gern früh auf, um etwas vom Tag zu haben, und dann weckt er mich, obwohl ich lieber etwas vom Schlaf gehabt hätte. Vadim spendet Geld für Baumpatenschaften und Ärzte ohne Grenzen. Er hat ein soziales Gewissen. Was er tut, tut er mit Akribie, und jedes Ereignis des vergangenen Tages hält er in einem dünnen Notizbuch fest, in noch winzigerer Schrift als Robert Walser. Er speichert die Titel aller gesehenen Filme ab und besitzt eine riesige Soundbibliothek. Von Vadim wird einmal viel überliefert werden. Er ist ein guter Mensch. Noch lieber wäre er eine Katze, ein faules Tier, das den ganzen Tag in der Sonne döst. Aber er kann nicht aus seiner Haut. Er hat ein protestantisches Arbeitsethos, obwohl er keiner Religion angehört. Auf seinem Schreibtisch liegt *Das Handbuch für den Neustart der Welt.*

Was ist die Grundlage Ihrer Beziehung?, fragt mein Therapeut. Dass es Ihnen schlecht geht – damit Ihr Mann dafür sorgen kann, dass es Ihnen besser geht? Vadim ist nicht mein Mann, sage ich, obwohl ich weiß, dass es darum nicht geht. Ich halte mich am Stuhlrahmen fest, ich will ihm eine reinhauen für diese Unverschämtheit, aber stattdessen schlage ich ihm nur vor, über Impulskontrolle zu sprechen. Er behauptet, meine Impulskontrolle sei defizitär. Aber ich finde, dass ich bereits Fortschritte mache.

Ein Bekannter erklärt mir, ich sei nicht einmal echt depressiv. Seine Mutter sei depressiv. Er wisse, wie das aussehe, und ich solle ihm glauben: Ich sei es nicht! Schließlich hätte ich noch viel zu viel Spaß am Leben. Man kann nicht alles haben, merke ich mir: Depression oder Spaß, man muss sich entscheiden, sonst ist das Recht auf Unglück verwirkt! Ein bisschen erinnert er mich an meine Yogalehrerin, die mir einen neuen Namen verpasste. Sie nennt mich *Lehm*, Erde zu Erde, Asche zu Asche, jedes Mal, wenn sie die Teilnehmerliste abfragt. Ich korrigiere sie: *Lehn*, mit *N* am Ende. Hier steht aber *Lehm*!, insistiert sie und zeigt auf ihre Liste. Okay, sage ich und gehe zurück auf meine Matte. Wenn es da steht, dann muss ich mich irren.

Und Sie *dürfen* sich sogar irren!, sagt mein Therapeut. Dann stellt er die Syntax um, um meine Hybris hervorzuheben: Sogar *Sie* dürfen sich irren!

Jetzt klingt er fast wie Vadims Tante. Sie arbeitet bei einer Krankenkasse, sie kennt sich aus mit Frauen in meinem Alter, die unerfüllten Kinderwunsch haben, und eine Reaktion heißt immer Verdrängung. Vadims Tante zuliebe verdränge ich nichts. Ich hole alles hervor, was ich an Leiden besitze, ich will sie nicht enttäuschen und lasse sie in dem Glauben, dass mir die Behandlung zusetzt. Vadim und ich haben die Wahl: Wir können uns bemitleiden lassen, weil nichts funktioniert, was wir bisher versucht haben, oder uns schuldig fühlen, weil wir fast alles unversucht lassen. Wir nehmen das Mitleid, wir sind uns einig, und wenn wir seine Familie besuchen, haben wir eine Sprachregelung: Es gibt fast nichts, was wir nicht tun würden, um endlich ein Kind zu bekommen! Seitdem wir das sagen, sind alle ganz reizend zu uns.

Ein Kollege aus dem Labor fragt mich, ob er mir seinen Schwanz zeigen darf. Wir tauschen uns per Skype über einen Versuchsaufbau aus, und plötzlich steht seine Frage im Raum. Ich drehe den Kopf weg, als hätte er mir ins Gesicht geschlagen. Dabei bin nicht einmal überrascht. Ich habe mit dieser Frage gerechnet, irgendwann, irgendwas in der Art, und trotzdem trifft sie mich kalt und hart. Er versucht es noch einmal: Ob er ihn auspacken darf? Ich müsse ja nicht hingucken. Mach, sage ich und klappe den

Laptop zu. Ich verstecke ihn in der Schreibtischschublade und zwinge mich, sie nicht abzuschließen. Das wäre wirklich irrational.

Auf den Fluren, im Büro, gehe ich ihm aus dem Weg und rede mir ein, dass ich ganz froh bin, jetzt einen Grund zu haben, nicht mehr mit ihm zusammenzuarbeiten. Denn wer weiß, vielleicht hätte ich mir seinen Schwanz sogar angesehen, aus Versehen und im richtigen Leben, denn bis vor kurzem mochte ich ihn. Ich lösche ihn aus meiner Kontaktliste, erweitere meine E-Mail-Blacklist, und als sein Vertrag ausläuft, verschwindet er aus meinem Leben. Erst sehr viel später denke ich noch einmal an ihn. Da gehen Vadim und ich im Park spazieren. An einem Baum hängt ein Zettel: Ein Mann ist auf der Suche nach Damen, die sich zur vorgeschlagenen Uhrzeit an diesem Baum einfinden wollen, um einen Blick auf sein Geschlechtsteil zu werfen. Immerhin fragt er so nett, findet Vadim. Dagegen könne man doch kaum etwas sagen.

Vadims Name bedeutet *der Streitsüchtige*, und er hasst es, wenn ich ihn *Vladimir* nenne. Vadim behauptet, er sei nach Nabokov benannt – daher die englische Schreibweise: Nabokov war zu lange Exilant. Vadim ist Deutscher, trotz der englischen Schreibweise. Und wenn ihn jemand auf seine winzigen Ohren anspricht (und wirklich nur dann), erklärt er, dass er russische Vorfahren hat. Ich googele: »Russen« und »kleine Ohren«. Aber man stößt nur auf Kaninchen- und Katzenrassen.

Was es außerdem zu Vadim zu sagen gibt: Er spielt Jazztrompete. Aber sonst improvisiert er nicht gern. Er sagt, er brauche seine Ordnung, um ihr in der Musik zu entfliehen. Vadims Spiel ist wie Gedächtnisverlust. Es kann sich nicht daran erinnern, wie es beim letzten Mal klang, alles ist neu, nichts ist vorhersehbar, und nur aus reinster Langeweile kann es entstehen, aus der Routine eines geordneten Lebens. Ich wünschte, wir beide könnten so sein wie Vadims Musik, ein Stolpern, ein Ausrutschen, ein Anlauf für den Sprung in die Dunkelheit.

Mein Alles-wird-gut-T-Shirt löst sich auf. Ich trage das T-Shirt seit zwei Jahren zum Schlafen. Bisher funktioniert es nicht. Nichts wird über Nacht einfach gut. Nur der Schriftzug löst sich allmählich ab. Es ist der Schweiß, der den Kleber zersetzt. Der Nachtschweiß, der sich zwischen den Brüsten sammelt. Als ich das T-Shirt im Krankenhaus trug, hielt meine Bettnachbarin es für einen Talisman. Sie war sehr tapfer. Man hatte ihr den halben Bauch ausgeräumt, aber sie freute sich darüber, dass nur einer der Eierstöcke entfernt worden war. Kaum wieder im Zimmer, wollte sie mit mir im Park eine rauchen gehen. Ich war noch vor ihr operiert worden, schaffte es aber kaum zur Toilette. Später kam ihr Mann zu Besuch. Sie hatte sich umgezogen und trug ein Negligé zu ihren weißen Thrombosestrümpfen. Ich trug mein Alles-wird-gut-T-Shirt. Er brachte ihr Blumen mit, und schließlich kam Vadim, der Joghurts dabeihatte. Hättest du auch lieber Blumen gehabt? Vadim fütterte mich, ich konnte kaum sitzen, der

Bauch war zu dick. Alles wird gut, versprach mein T-Shirt. Doch am Abend gab es wieder nur Tee, weil das CO_2 mich immer noch aufblähte.

In meinem Bauch zieht es. Es könnte der Eisprung sein, vielleicht der Beginn einer Schwangerschaft, die Dehnung der Gebärmutterbänder. Ich achte darauf, nicht auf meinen Zyklus zu achten, ich will nicht wissen, wann die fruchtbaren Tage sind, um keinen Timer für Sex stellen zu müssen. Ständig ist mir schlecht, und in der Frauenarztpraxis, wo ich immer nur schätzen kann, wie lange meine Regel zurückliegt, sehen sie mich an, als wäre ich etwas minderbemittelt. Im Hof schreit die Katze der Nachbarin. Sie ist rollig, sie schmeißt sich jedem vor die Füße, der durch den Hinterhof geht, und manchmal bekommt sie einen Tritt. Auch ich fühle mich, als hätte jemand nach mir getreten. Neben mir stöhnt Vadim im Schlaf, und ich streiche über seine Schulter. Vadim streichelt schlafend zurück. Mit seiner Hand auf meinem Bauch schlafe ich ein.

3 Herbst

Junge Männer sind mit Anfang zwanzig dem höchsten Risiko ausgesetzt, an Schizophrenie zu erkranken. Bei jungen Frauen ist der Gipfel der Ersterkrankungen fünf bis zehn Jahre später erreicht. Die Krankheitsdisposition hängt zu etwa achtzig Prozent von genetischen Anlagen ab. Faktoren, die einer Psychose entgegenwirken, sind ein hohes emotionales und intellektuelles Entwicklungsniveau, geringe Vulnerabilität, Ehestand bzw. stabile Partnerschaft und eine ausgeprägte soziale Anpassungsfähigkeit. Die Depression als affektive Psychose zählt zu den Schwesternkrankheiten der Schizophrenie. Es ist nicht ungewöhnlich, dass beide Erkrankungen innerhalb derselben Familie auftreten.

Als der Arzt meines Bruders mir diese Zusammenhänge erklärte, war ich Mitte zwanzig. Es war im Landeskrankenhaus, wo mein Bruder wegen Katatonie und Halluzinationen behandelt wurde. Er hörte Stimmen und konnte sich kaum noch bewegen. Sein Gang erinnerte an eine Maschine. Man merkte ihm die Kraft an, die ungeheure Willensanstrengung, die jeder Schritt und jeder Handgriff ihn kosteten. Wenn er mich ansah, befand er sich völlig woanders. Ich hätte ihm gern ins Gesicht geschlagen, wie es bereits seine Freunde getan hatten, im Versuch, ihn zurückzuholen. Sein Psychiater hatte mich zu einer Sitzung gebeten. Ich saß neben meinem Bruder, wir weinten gemeinsam, und plötzlich gab es keine Entfernung mehr. Es gab keinen Unterschied zwischen uns, ich bin du und du bist ich! Er war damals zwanzig, auf dem Gipfel der Kurve. Sein Arzt sprach von der Schwesternkrankheit. An diesem Tag begann ich zu warten.

Am Nachmittag, auf dem Weg ins Büro, läuft ein kleiner Junge neben meinem Fahrrad her. Er ist höchstens acht Jahre alt. Du Fotze!, ruft er. Du Fotze! Und damit ich ihn auch richtig verstehe, noch einmal: Du Fotze! Ich fahre schneller, trete in die Pedale, und für den Rest des Tages kann ich mich nicht mehr konzentrieren. Alles ist widerlich: Ich könnte heulen, ich bin sechsunddreißig und stelle mir vor, auf dieses Kind einzuprügeln.

Seitdem ich mir Internetpornos angucke, bekomme ich Sex-Werbemails von älteren Frauen zugeschickt. Ich mache mir Gedanken über mein Datenprofil. Der Radio-Verbrauchertipp rät, das Internet gezielt zu verwirren. Ich versuche es mit einem Online-Persönlichkeitstest – *Wetten, dass wir anhand fünf einfacher Fragen Ihr Alter und Ihr Geschlecht erraten können?* Alle Fragen beantworte ich mit dem Gegenteil meiner Interessen. Am Ende kommt heraus, dass ich ein fünfzehnjähriger Junge bin, der noch nicht so recht weiß, was er will. Ich bin mir nicht sicher, ob es mir gelungen ist, das Internet gezielt zu verwirren.

Aus irgendeinem Grund mailen mir jetzt nur noch Männer. Andreas sucht *eine devote Frau, hast du Interesse?* Liebes GMX, bitte frag mal für mich: Will ich leiden, bin ich submissiv? Das Internet ist verwirrt, ich bin es auch. Devote Passivität. Ist das etwa ein gangbarer Weg?

Die Narbe an meiner Schläfe klopft. Sie ist von einem Unfall geblieben. Im Winter vor zwölf Jahren rutschte ich vor dem Eingang eines Supermarkts auf Glatteis aus. Mein Kopf knallte auf den Asphalt, meine Brille zerbrach und der Brillenbügel bohrte sich in meine Schläfe. Später bezahlte mir der Supermarkt ein Schmerzensgeld – für die Gehirnerschütterung, mit der ich nach dem Unfall im Bett lag, und die kleine Narbe, die an meiner Schläfe geblieben war. Für die Narbe bekam ich nicht viel. Die Begründung der Versicherung lautete, dass ich bereits verheiratet war. Ich frage mich, was meine Schläfennarbe wohl heute wert wäre, nachdem ich geschieden und zwölf Jahre älter bin. Gibt es eine Art Schwacke-Liste, für gebrauchte Frauen statt für Autos, in der ich so was nachsehen könnte?

Dabei bin ich selbst schuld. Warum musste ich mich so früh verheiraten? Ich bin mir nicht sicher, es gibt zahlreiche Gründe. Eine mögliche Antwort finde ich bei Sheila Heti: Vielleicht ist in mir etwas Hässliches, schreibt sie, von dem ich nicht will, dass ein anderer es sieht, das alles vergiftet, was ich je tue. Die Heirat, hoffte Heti, würde sie in den aufrechten, guten Menschen verwandeln, den sie vor der Welt darstellen wollte. Und vielleicht würde dieser Schritt ihre Flatterhaftigkeit, Verwirrung und Egozentrik kurieren, Eigenschaften, die sie an sich hasste, weil sie ihre Zerrissenheit immerzu offenbarten.

Ich mochte die Musik, die er hörte. Sie stammte aus einer anderen Zeit. Ich wollte alle Bücher lesen, die er mir voraushatte. Und auch sonst passten wir bestens zusammen: Ich wollte eine andere werden, und er wollte ein Ideal aus mir machen. Wir waren gründlich und diszipliniert. Am Ende war nichts von mir übrig, und es gab nichts mehr, was ich noch für ihn übrighatte. Da war es gut. Da konnte ich gehen.

Manchmal, wenn ich nicht einschlafen kann, denke ich noch an ihn. Ich bin weit genug entfernt, er erreicht mich nicht mehr, und zurück bleibt nur ein wohliger Schauer, als würde ich mir selbst eine Gruselgeschichte erzählen.

Meine Agentin mag den neuen Roman. Wir sagen jetzt Roman, damit es nach etwas klingt – außerdem braucht dieser Text ein Fiktionssignal. Agentin, das klingt so nach Hollywood, findet mein Chef. Er schreibt Grundlagenwerke zur menschheitsgeschichtlichen Sprachentwicklung, und natürlich hat er keine Agentin. Er will wissen, wo ich sie aufgetrieben habe. Meine Agentin? Im Chateau Marmont natürlich, Sunset Boulevard.

Am Abend feiert meine Kollegin ihren Abschied. Sie geht für eine Postdocstelle nach Yale, und obwohl ich gern mit ihr zusammengearbeitet habe, will ich nicht mitfeiern. Ich möchte niemanden treffen, den ich lange nicht gesehen habe. Niemanden, der mich nach meinen Plänen fragt, sich alles anhört und dann zu mir sagt: *Ich mache mir gar keine Sorgen um dich!*

Selbst auf die einfachsten Fragen gibt es keine Antworten. Eine Dame ruft an und will wissen, wie viele Fernsehapparate sich in unserem Haushalt befinden. Ist die Anschaffung eines weiteren Fernsehgeräts in unserem Haushalt in Planung? Wer ist der Hauptverdiener in unserem Haushalt? Und wer hat bei der Anschaffung von Fernsehgeräten das Sagen? Das macht mich ratlos. Ich habe keine Antworten, die sich ins System einpflegen lassen. Wer von uns mehr verdient, sage ich, hängt ganz davon ab, ob mein Freund gerade öfter gebucht wird oder ich ein Stipendium habe. Wir haben null Fernsehgeräte, weitere sind nicht in Planung, und über die Entscheidungshoheit bei der Anschaffung von Fernsehgeräten haben wir uns noch nicht beraten. Sie fragt nach meinem Bildungsabschluss. Promotion, sage ich. Nein, nein, antwortet sie, *Abitur* reicht hier völlig. Ja, ja, entgegne ich, da sagen Sie was! Ich soll die Höhe unseres Haushaltseinkommens angeben – als hätte ich ihr nicht gerade erklärt, dass unser Haushaltseinkommen zwischen null und unendlich liegt. Und dann nenne ich ihr doch eine Zahl, eine fiktive, die viel zu hoch ist, als dass sie den Gedanken zuließe, ein Fernsehgerät wäre für uns unerschwinglich.

Suska, die sich mit dem Leben auskennt, glaubt, dass ich bloß falsche Erwartungen habe. Mit den Erwartungen ist es so eine Sache. Am Abend sehe ich mir einen Mediathekbeitrag über ein Datingportal an. Dort sucht ein Mann nach Frauen *von normal- bis leicht übergewichtig.* Dabei mag er nur schlanke Frauen, sagt er in die Kamera. Aber weil er gehört habe, dass auch schlanke Frauen sich manchmal zu dick fänden, habe er sein Raster erweitert, um diese nicht gleich auszusortieren. Als sich dann doch ein paar Frauen melden, deren Körpergefühl ungestört ist, klickt er sie weg und empört sich darüber, wie fett sie sind. Irgendwas, wundert er sich, muss er falsch gemacht haben.

Langsam wird es Herbst. Draußen stürmt es, und die Welt schmeißt mir ihr Zeug um die Ohren. Die Nächte sind kühler geworden, die Sonne scheint nicht mehr so grell, und überall sterben die Dinge. Ich mag den Herbst. Er kommt mir entgegen, er lässt mich in Ruhe, holt eine Decke raus und kocht einen Tee. Das nächste Frühjahr kommt bestimmt, verdirbt mein Therapeut mir die Stimmung. Ich soll ein paar Probleme angehen, solange ich auf der sicheren Seite der Hemisphäre bin.

Die Schuld des Scheiterns. Und die Scham, nicht wie andere zu sein. Wohin damit, wie löst man so was? Meine Agentin will, dass ich ein Exposé schreibe. Ich soll meine Begrifflichkeit ändern. Man kann die Dinge beeinflussen, indem man ihnen andere Namen gibt. Ab sofort sprechen wir von der *Würde des Scheiterns.* Wir glauben an Katharsis durch Schamlosigkeit, an Unzulänglichkeit als großer Spaß.

Zweifelsohne gewinnt der Roman von Isabelle Lehn seinen Reiz auch aus einer vermeintlich exhibitionistischen Qualität, wenn die reale Person Isabelle Lehn mit ihrem Namen für Authentizität und Glaubwürdigkeit der Schilderung bürgt. Gebrochen wird die Erzählung, die auf eine vorherrschende Kultur des Voyeurismus und der Selbstdarstellung referiert, durch poetologische, metafiktionale Signale, die als Störung der Wirklichkeitsillusion fungieren und das Geschilderte immer wieder als Fiktion zu erkennen geben – bis in die Konstruktion des eigenen, von Zuschreibungen bestimmten Körpers hinein.

Ich würde lieber nur einen einzigen Satz schreiben. Einen eingängigen, überzeugenden Satz, mit dem jeder etwas anfangen kann: *Es geht hauptsächlich um Sex, ein bisschen aber auch um Gewalt.*

Als meine Mutter in meinem Alter war, wurde ihr die Gebärmutter entfernt. Sie hatte Myome, die bereits kindskopfgroß waren. Alle Frauen in unserer Familie seien früher oder später damit gestraft, sagte sie, und auch meine

Gebärmutter würde früher oder später Myome austragen. In der väterlichen Linie vererbten wir Brustkrebs, und alle Frauen in meiner Familie mussten sich ihre Geschlechtsorgane irgendwann heraus- oder abschneiden lassen. Die weiblichen Körperteile sind unsere Gefahr, und ich weiß noch, wie ich meine Mutter verachtet habe, als ich zum ersten Mal meine Regel bekam und sie mir das Frausein mit ihrem Gejammer über das Frausein kaputtgemacht hat. Ich wollte mir nichts kaputtmachen lassen. Ich war stolz auf das Blut und die Krämpfe, ich war stolz darauf, einmal verhüten zu müssen, und es klang wie eine Drohung, mit der sie mich zu ihrer Komplizin machte: Irgendwann wirst du mich verstehen!

Irgendwann, das ist jetzt. Ich sitze auf der Kloschüssel und heule vor Angst. Das Leben fließt aus mir heraus. Ich gebäre Brocken von Blut, die irgendwas mit mir zu tun haben. Mein Körper stülpt sich von innen nach außen. So darf ich nicht ohnmächtig werden, halbnackt auf der Kloschüssel hängend, so will ich nicht sterben, man soll mich nicht so finden! Bis eben hatte ich geschlafen. Das Blut hat mich aufgeweckt, als es in warmen Wellen in den Stoff meiner Jeans sickerte. Mit einer Hand zwischen den Beinen schaffte ich es bis zur Toilette. Der Tampon war ein lächerliches Stück Watte, und jetzt schießt das Blut nur so aus mir heraus. Ich höre es hart in die Kloschüssel schlagen. Alles ist leuchtend rot, das Blut ist kräftig, und nichts wird es aufhalten können. Ich pelle mich aus den klebrigen Sachen, sitze über einem Massaker und heule.

Am Abend soll ich in einer Kneipe lesen, aber ich schaffe es nicht einmal zum Telefon. Ich will nicht absagen, schon aus Prinzip nicht, ich darf mich nicht von diesem Körper besiegen lassen. Triefend erreiche ich die Dusche. Ich spüle mir das Blut von den Beinen, verteile die Reste mit dem Handtuch und strecke den Arm nach der Schublade aus, in der ich die Schwämme vermute. Sie sind noch da. Ich stopfe alles in mich hinein, was ich finden kann. Dann ziehe ich mich an und stapfe mit steifen Schritten zum Edeka. Ich kaufe Super-plus-Tampons. Sie sehen aus wie Silvesterböller, und ich schäme mich ein wenig, als ich sie auf das Kassenband lege. Während ich warte, scrolle ich durch mein Handy und suche die Nachrichten der Moderatorin. Da steht: Die Leseblöcke dauern dreißig Minuten, dazwischen soll es eine Pause geben. Ich werfe die Riesentampons in meine Tasche und rufe ein Taxi. Vadim ist schon dort. Ich bin die Letzte, die ankommt, und die Letzte, die lesen soll. Es gibt nur eine Toilette für alle, und in jeder Pause stelle ich mich an. Die Tampons halten, und kurz vor meinem Auftritt ist der Blutfluss fast wieder normal. Ich schlage die Beine übereinander, komme irgendwie durch den Text und hinterlasse einen sauberen Stuhl. Vadim fand es gut. Ich nicke, obwohl ich nichts davon mitgekriegt habe. Hinterher stehen wir alleine herum, niemand spricht mit uns, und es ärgert mich, wie gleichgültig es ist, ob ich hier bin und was es mich gekostet hat. Nicht noch einen Wodka, sagt Vadim, der verdünnt nur das Blut!

Im Radio höre ich einen Kommentar, in dem ich erfahre, dass man Texte von Frauen, die den weiblichen Körper zum Gegenstand haben, auch *Menstruationsprosa* nennt. Ich finde, ich habe es ganz gut getroffen.

Ist das nicht zu privat?, fragt meine Mutter und meint mein Innerstes, das sich schreibend nach außen stülpt, bevor es in die Kloschüssel fällt. Ich finde nicht. *Sobald wir erzählen, wechseln wir den Status: Wir werden vom Objekt zum Subjekt.* Aha, sagt meine Mutter und ist nicht überzeugt. Was sagt denn Vadim dazu? Vadim ist ihre Instanz für Alltagsverstand. Der kann sich nicht vorstellen, beruhige ich sie, dass irgendwer diesen Text lesen wird! Vadim hat Angst, dass ich nicht damit klarkomme, wenn mein Leben auch als Buch ein Misserfolg wird. Er hat Angst davor, dass ich ihm unser Leben zur Hölle mache, weil schließlich auch er Anteil daran hat. Ihr führt doch ein sehr gutes Leben!, findet meine Mutter. Ich stimme ihr zu, und dann will sie wissen, ob auch sie in dem Buch vorkommen wird. Es wird eine Mutter geben, verrate ich ihr. Die Mutter der Erzählerin, mit der du aber nichts gemein haben musst. Denn natürlich hast du immer die Wahl, dich ganz anders zu verhalten als sie!

Die Mutter der Erzählerin, mit der meine Mutter nichts gemein haben muss, will es einmal machen wie Gunter Sachs. Sie will sich eine Kugel in den Kopf jagen, bevor es zu spät dafür ist und sie vergisst, wie das geht. Als hätte sie jemals gewusst, wie das geht. Mit welcher Waffe denn?, frage ich sie. Ich glaube ihr kein Wort, wenn sie behauptet, dass sie Angst vor dem Sterben hat. Sie hat bloß Angst um meinen Bruder und mich. Sie hat Angst davor, uns ihr Sterben hinterlassen zu müssen, wie sie das Sterben meiner Großmutter erbte, für deren Tod sie sich verantwortlich fühlt.

Du bist nicht schuld! Meine Mutter weiß das. Aber es fühlt sich trotzdem so an. Der Tod meiner Großmutter war ein Freitod auf Raten. Für meine Großmutter, die zeitlebens am Rhein gelebt hatte, war die Nähe des Flusses stets ein Versprechen gewesen: Wenn sie alles nicht mehr aushalten würde, konnte sie noch immer ins Wasser gehen. Meine Großmutter, die ein Geschäft geführt und ihre beiden Kinder allein großgezogen hat, meine Großmutter, die stolz darauf war, viele Männer gehabt und ihre Unabhängigkeit nie verloren zu haben, musste oft an den Fluss gehen. Später fesselte man sie ans Bett. Ihr seid wie ich, sagte sie zu meiner Cousine und mir, weil wir ihren Hunger geerbt hatten. Gestorben ist sie erst als alte Frau. Meine Großmutter ist nicht ertrunken, sondern dehydriert und verhungert. Meine Mutter fühlt sich bis heute schuldig, weil sie nichts tun konnte, außer ihr dabei zuzusehen. Im Pflegeheim legte sie die Patientenverfügung meiner Großmutter vor, als es darum ging, sie zwangszuernähren. Meine Großmutter, wie wir sie gekannt hatten, gab es zu diesem Zeitpunkt schon lange nicht mehr. Erst als sie die Nahrung verweigerte, erst im Verhungern erkannten wir sie wieder: ihren Willen, für sich selbst zu entscheiden, wann es genug sein sollte, ihre Stärke und ihre Liebe, wenn sie uns stumm darum bat, ihr unseren Segen zum Sterben zu geben. So ein Ende wolle sie nicht, sagt meine Mutter. Dann schwärmt sie von der Schweiz, wo die Schwester meiner Großmutter lebt. Meine Großtante hat die Schweizer Staatsbürgerschaft angenommen, sie spricht heute Schwyzerdütsch, und was ihren Tod betrifft, so hat sie verfügt, dass man ihr das *Tablettli* bereitstellt, wenn es bei ihr so weit ist. *Tablettli*, wiederhole ich. Es klingt wie ein Wort aus dem Kinderfernsehen.

Für unser eigenes Sterben haben Vadim und ich eine Vision: Wer von uns übrig bleibt, wird allein in der Wohnung sterben und nach ein paar Tagen von der Katze gefressen. Am Abend stehen wir beide im Flur. Ich lehne mich gegen ihn, Vadim steht hinter mir, hält mich im Arm, und gemeinsam sehen wir der Katze zu, die versucht, ihren Schwanz zu fangen. Wenn wir alt sind, sagt Vadim, kann sie uns zwar nicht pflegen, aber dafür frisst sie uns auf. Ich nicke: Ich werde als Häufchen im Katzenklo enden! Vadim küsst meinen Hinterkopf. Das wirst du, verspricht er. Und er selbst: ausgekotzt vor der Palme. Seine Arme liegen um meinen Bauch. Ich halte sie fest und bin froh, dass alles gut werden wird.

Zwei Wochen später gehen wir zum Jugendamt. Es liegt auf einem alten Fabrikgelände, ein Klinkerbau in schmutzigem Gelb zwischen Erotikmarkt und Spielothek. Bereits die Adresse hat etwas Randständiges. Es sieht heruntergekommen aus und erweckt keinerlei falsche Erwartung: Wer hierherkommt, kommt mit einem Problem. Er kommt aus einem problematischen Leben, das ihn zum Herkommen zwingt, denn freiwillig ist niemand hier. Aber da sind wir, Vadim und ich. Andere haben Sex, um Kinder zu kriegen.

Im Seminarraum sitzt ein Paar um die fünfzig. Daneben zwei Frauen, die ich für lesbisch halte, obwohl sie ganz schön spießig aussehen, und in der Ecke eine Familie mit Kind. Das Kind ist vielleicht fünf, die Eltern sind etwa in unserem Alter. Alle im Raum lächeln uns an. Wir lächeln zurück, und trotzdem scheint uns etwas zu trennen. Ich blicke an mir herab. Ich trage Turnschuhe, Jeans, T-Shirt, meine Handtasche ist ein Turnbeutel. Neben mir steht Vadim im Sweatshirt, sonst genauso wie ich, nur viel größer. Wir sehen jünger aus, als wir sind. Ich weiß das, und wahrscheinlich halten sie uns selbst noch für Kinder. Es liegt etwas Gerührtes in ihrem Blick. Es mag unserem Idealismus gelten, unserer Naivität, uns der Verantwortung gewachsen zu fühlen. Wenn ich schwanger wäre, denke ich in diesem Moment, dann würde ich bereits als späte Mutter gelten. Man würde meinen Uterus durchstechen, mein Fruchtwasser spiegeln. Doch für ein Pflegekind gelten andere Regel. Man muss ein fertiges Leben tragen, keine Turnschuhexistenz. Ich lächle zurück und weiß sofort, dass wir fehl am Platz sind.

Die Referentin ist überrascht, dass auch ein Kind unter den Zuhörern ist. Ein Kind hatten sie in der Pflegekindsprechstunde noch nie. Die Eltern haben eine originelle Erklärung, warum sie das Kind mitgebracht haben. Schließlich gehe es auch ihren Sohn etwas an, wenn er ein Geschwisterchen kriege. Der Sohn aber interessiert sich kaum für sein Geschwisterkind. Er will einfach nicht einsehen, was Themen wie Bewerbungsprozess, Prüfungsverfahren und Sorgerechtsstreitigkeiten mit ihm zu tun haben, er nervt und quatscht immer dazwischen. Die Eltern sind noch schlimmer. Erst ignorieren sie ihn geduldig, dann erziehen sie ihn konsequent, und beides tun sie so demonstrativ, dass mir richtig schlecht davon wird. Vadim leidet neben mir. Ich sehe, wie seine Kiefermuskeln sich anspannen. Er atmet gepresst, und ich spüre, wie er daran zweifelt, ob er überhaupt ein Kind will. *So* ein Kind wollen wir nicht!, flüstere ich ihm zu, um ihm Mut zu machen. Unser Kind würde anders sein, verspreche ich ihm – immerhin dürften wir es vorher kennenlernen. Und auch was die Herkunft betrifft, die leiblichen Eltern, mit denen man in Kontakt bleiben müsse, könnten wir Wünsche anmelden: *Solche* Eltern wollen wir nicht! Ich mache eine Kopfbewegung in Richtung der jungen Familie. Wir werden uns Eltern aussuchen, die im Knast sitzen oder abgehauen sind! Vadim schweigt, als wüsste er nicht, ob das die Lösung ist.

Ich mache mir Notizen, damit ich nicht desinteressiert wirke, obwohl das meiste auch im Internet steht. Nach dem

Vortrag können wir Fragen stellen. Die Frau des Anwalts, der immer bloß nickt, wenn sie etwas sagt, hat zwei schon fast erwachsene Kinder. Bald werden die Kinder zum Studium fortziehen, und sie hat Angst vor einem Leben, das ihr so unbewohnt vorkommen würde wie das Haus, das viel zu groß für sie beide ist. Die beiden Frauen daneben stellen sich als gute Freundinnen vor. Wo sind die Lesben, wenn man sie braucht?, texte ich Aenne unter dem Tisch. Die eine Freundin begleitet die andere nur, weil diese sich für Kurzzeitpflege interessiert. Sie mag ihren Job nicht und würde gern kündigen. Warten Sie lieber noch ab!, rät ihr die Referentin. Auch ein Pflegekind lasse sich in der Regel neun Monate Zeit. Allgemeines Gelächter. Dann stelle ich eine Frage: Was, wenn wir wegziehen müssten, mit Pflegekind? In eine andere Stadt oder ins Ausland, je nachdem, wohin es uns verschlägt? Das könnte schwierig werden, sagt die Referentin, weil der Kontakt zur Herkunftsfamilie nicht abreißen darf. Die anderen lächeln wieder so mild. Sie scheinen ausschließen zu können, dass das Leben ihnen Schläge versetzt. Haben Sie denn Umzugspläne?, fragt die Referentin. Nein, sage ich, aber davon spreche ich ja: Nicht alles in meinem Leben ist planbar! Später, als wir auf dem Heimweg sind, schütteln wir uns. Wir spazieren ein Stück, ich halte Vadims Hand, und dann sprechen wir darüber, wer wir sind und wer wir niemals sein werden, als müssten wir es uns aus dem Fell streichen, um wieder schön auszusehen.

Sie wissen nichts mit sich anzufangen, haben eine Schreibkrise und keine Lust, die Fenster zu putzen? – Pflegekind!

Sie wollen keinen Brotjob mehr ausüben? Oder haben kein festes Einkommen, müssen aber von etwas leben? – Pflegekind!

Sie hätten gern eine dauerhafte Anstellung mit mehr Verantwortung? – Pflegekind!

Sie suchen nach neuem Stoff für Ihren Roman? – Pflegekind!

Sie brauchen einen Grund für Ihre Zweifel, Ihre Schlaflosigkeit, Ihre Sehnsucht nach einem anderen Leben? – Pflegekind!

So geht das Pflegekindspiel. Mehr als dieses Spiel gibt die Idee nicht mehr her. Wir sitzen am Küchentisch und spielen das Pflegekind-Spiel, das immer gleich abläuft. Es besteht darin, immer neue Fragen zu finden, auf die die Antwort immer Pflegekind ist. Das Pflegekind ist die Antwort auf alle Probleme. Wenn wir gespielt haben, sind wir beruhigt. Es muss sich nichts ändern, es muss kein Pflegekind geben: Das Pflegekind hätte uns nicht verdient.

Meine Mutter findet die Idee trotzdem nicht schlecht. – Pflegekind! Vermutlich glaubt sie, wir hätten eine Art Rückgaberecht.

Ich glaube sowieso nicht, dass das Jugendamt uns ein Kind anvertrauen würde. Sie müssten bloß lesen, was ich geschrieben habe. Unsinn, sagt Vadim, der nicht daran glaubt, dass das Jugendamt Zeit hat, Romane zu lesen. Außerdem müsste das Manuskript erst veröffentlicht werden. – Danke, dass du mich daran erinnerst, Vadim! Und wenn sie bei der Krankenkasse anrufen? Vadim ist sich fast sicher, dass Verrücktsein unter Datenschutz fällt. Falls es mich beruhigt: Er könnte bei seiner Tante nachfragen. Das will ich nicht, auf keinen Fall! Lieber frage ich mal meinen Nervenarzt: Würde er mir ein Gutachten schreiben, in dem steht, dass mit mir alles stimmt? Aber natürlich, sagt mein Arzt und stellt mir ein neues Rezept für Cipralex aus. Was sollte denn mit Ihnen nicht stimmen? Meint er das ernst? Langsam zweifle ich an seinem Verstand. Ich sollte über einen Wechsel nachdenken, sobald ich das Attest von ihm habe.

Wieso Pflegekind?, fragt Vadims Tante. Sie ist enttäuscht, dass wir die Behandlung abbrechen. Ich bin wütend auf Vadim, der offenbar doch mit ihr gesprochen hat. Vadim und ich haben uns nie behandeln lassen! Ich habe ein Recht darauf, mich nicht behandeln zu lassen! Ich habe die Freiheit, diese Möglichkeit auszuschlagen – und, nein, ich mache kein Theater. Ich stelle mich nicht an. Ich weiß, wovon ich spreche. Und vor allem will ich mich nicht erklären müssen. Ich mag Vadims Tante, also behaupte ich stattdessen, dass uns das Geld ausgeht. Vadims Tante nickt, das versteht sie: Die Kasse bezahlt nicht, solange wir nicht verheiratet sind. Sie bietet an, uns das Geld vorzustrecken. Vadim und ich sind uns einig: Es ist ein Angebot, das wir nicht annehmen können.

Der Gebärmutterhals wird in Fachkreisen auch *Spermahölle* genannt. Die Terminologie kommt direkt aus dem Totenreich, und in der Fachwelt diskutiert man, bei Gebärmuttertransplantationen nur noch auf Leichenspenden zurückzugreifen. Die Operationen misslingen manchmal, tote Spenderinnen leiden weniger darunter, wenn ihre Gebärmutter zu Sondermüll wird, und mir gefällt der Gedanke, meiner Gebärmutter nach meinem Tod ein zweites Leben zu schenken. Ich besorge mir einen Organspendeausweis. Ich mag die Vorstellung, dass ausgerechnet meine Gebärmutter mich überleben könnte, und vielleicht wird sie mal ohne mich schwanger. Mein untoter Uterus, das Organ einer Toten, das brandneues Leben gebiert! Eine herrliche Schauergeschichte.

Versuchen Sie, nicht zynisch zu werden, sagt mein Therapeut. *If you want to be a writer … don't have children*, rät Richard Ford. Und James Wood formuliert in »the Case against ›growing up‹« einen infantilen Imperativ: *The artist must remain childlike, outside the categories of responsible adulthood. The childlike adult can recover the lost meaning.* Das innere Kind pflegen, um schreiben zu können. Vielleicht sollte ich erst einmal veröffentlicht werden, bevor ich mich als *artist* verstehe. Meine Agentin will, dass wir das Manuskript jetzt herausschicken. Sie findet, dass es Zeit dafür wird, bevor ich es in Grund und Boden arbeite. Ich schreibe viel zu gern um. Ich könnte jeden Tag alles umschreiben, mein ganzes Leben könnte ich damit verbringen, alles umzuschreiben. Das Überarbeiten ist meine

Leidenschaft, aber meine Agentin findet: Man kann nicht immer nur vorläufig bleiben! Jetzt fängt sie auch noch damit an. Am nächsten Tag schickt sie mir eine Mail: Der Text ist in der Welt! *All meaning is lost,* und das Warten beginnt.

4 Winter

Es ist noch lange nicht Winter. Es ist noch nicht einmal richtig Herbst. *Schenkt uns eure Lumpen, ihr Jahreszeiten. Wir wollen Landstreicher sein mit regenglänzenden Haaren. Willst du mit mir unter einer Böschung hausen, Isabelle?* Ja, ich will!

Ich gehe mit Aenne aus und betrinke mich heillos. Manchmal frage ich mich, was eigentlich schlimmer wäre: Sich ein Leben lang vor einem Leben unter der Böschung zu fürchten. Oder tatsächlich dort enden zu müssen. Mein Therapeut spricht von der Angst vor der Angst. Violette Leduc spricht zu mir, es kann kein Zufall sein, dass sie meinen Namen kennt, und ich habe Angst, wie Tommy zu enden. Tommy, der nette Junge aus *Trainspotting*, den es als Ersten erwischt. Ich werde wie Tommy an Toxoplasmose verrecken, verwahrlost, allein und im Katzendreck.

Und dann kehrt der Sommer noch einmal zurück, in all seiner schweißtreibenden Unverbindlichkeit. Im Herbst, sagt mein Horoskop, werde ich mich vor Angeboten nicht retten können. Ich musste lange suchen, um die richtige Prognose zu finden, aber jetzt bin ich ein bisschen beruhigt. Es ist erst Spätsommer, die Verlage *können* sich noch gar nicht melden. Alle Sterne sprechen dagegen, und in der Bar, die Aennes Freunden gehört, werden Margaritas gemixt. Wir sitzen auf der Straße und trinken. Wir trinken gegen das Warten und auf Marguerite Duras, die ganze Sommer allein mit dem Alkohol verbrachte: *Der Alkohol ersetzt den Akt der Lust, ohne ihren Platz einzunehmen.* Auch Aenne versucht, ihre Lust zu ersetzen. Sie wartet darauf, eine Frau zu vergessen, von der sie die ganze Zeit spricht, und ich höre ihr zu und lasse den Blick schweifen. Ein Junge am Nebentisch dreht sich immer wieder zu uns um. Er ist hübsch. Seine Haut ist ganz hell, voller Sommersprossen und mit Bildern verziert. Die Bilder sind Kinderkritzeleien, wie mit Kuli gemalt oder mit Zirkel und Tinte gestochen. Später kommt er an unseren Tisch. Er verrenkt sich, zieht sein T-Shirt hoch, um mir noch mehr Bilder zu zeigen. Ich darf mit Spucke darüberfahren, um zu sehen, ob man sie abrubbeln kann. Kann man nicht. Sie sitzen krumm und schief unter der Haut, und sein Gesicht ist jetzt ganz nah vor meinem. Ich sehe ihn unscharf an. Ihm fehlt der rechte obere Schneidezahn, und der Einfachheit halber wird Aenne ihn später *den Zahnlosen* nennen. Ich mag seine Zahnlücke. Sie lässt ihn verwegen aussehen, älter und ein wenig verlebt. Auch er scheint die Böschung zu kennen, und nur deshalb lässt er den Zahn nicht ersetzen – immerhin gibt er es zu, denke ich. Aenne meint, er gehöre zu denen, die kurz nach Mitternacht aus dem *Doktor Seltsam* herübergespült werden. Ich starre ihn an und will meine Zunge durch seine Zahnlücke stecken.

Wir vertrinken das Geld, das Aenne mir leiht, und später stehen wir am Tresen und angeln nach halbvollen Gläsern. Aenne kennt den Barkeeper. Er setzt uns trotzdem irgendwann vor die Tür. Ich weiß nicht mehr, wo mein Fahrrad steht. Der Junge schlägt vor, dass wir noch zu ihm gehen könnten. Ein bisschen was trinken, ein bisschen was rauchen, und wenn ich keine Lust hätte, mich von ihm küssen zu lassen, dann ließen wir das einfach bleiben. Ich starre auf seine Zahnlücke. Es ist ein Angebot, vor dem mich nichts retten kann.

Meine Nichte kennt einen Trick. Sie ist fünf Jahre alt und hat »die kleine Anka« erfunden, der sie alles unterschiebt, was sie nicht gewesen sein will. Die kleine Anka hat die Wände beschmiert. Die kleine Anka hat die Schwester gebissen. Meine Nichte ist unschuldig, und ich könnte sie für eine Lügnerin halten – oder ihr glauben, wie sie selbst daran glaubt, dass ihr Schlechtes jemand anderes ist. Ich würde auch gerne glauben, dass mein Schlechtes jemand anderes ist, wenn es sich mitnehmen lässt, kaum dass jemand die Hand nach ihm ausstreckt. Mein Schlechtes kann nicht nein sagen. Es hat Angst davor, etwas zu verpassen. Mein Schlechtes spürt sich nur im Exzess. Es will sich aufgeben, orientierungslos lässt es sich ziehen, es genießt es, mir verlorenzugehen. Ich könnte überall sein. Wie heißt der Mann neben mir? In welchem Stadtteil liegt seine Wohnung? Mein Schlechtes schert sich nicht darum. Und ich schaffe es nicht, Vadim eine Nachricht zu schicken.

Als es losging, mit der Krankheit und mir, versprach ich Vadim, zum Arzt zu gehen. Ich hatte seit Wochen nicht mehr richtig geschlafen. Ich heulte vor Erschöpfung, es donnerte in meinen Ohren, mein Trommelfell drohte zu platzen, und der Druck in meinem Kopf war so groß, dass die Augen aus ihren Höhlen hervortreten mussten. Ich hatte Gewicht verloren und kratzte mir die juckende Haut blutig. Der Hausarzt blätterte sich durch meine Krankenakte. Bisher war ich nur zu ihm gekommen, wenn meine Blase entzündet war. Er verschrieb mir Antibiotika, aber diesmal wirkte er ratlos. Sie haben ja bereits Therapieerfahrung, sagte er, und ich saß bloß stumm vor ihm und nickte. Ich hätte gern in einen Becher gepinkelt, um zu beweisen, wie schlecht es mir ging. Der Arzt gab mir einen guten Rat mit auf den Weg: Wenden Sie einmal an, was Sie gelernt haben! Wenn Sie es diesmal nicht schaffen, ohne Hilfe und aus eigener Kraft, dann werden Sie nie einen Lernerfolg haben! Damit schickte er mich wieder nach Hause. Sein Wartezimmer war voll von alten Frauen mit offenen Beinen, winzigen Renten und DDR-Biographien – dagegen kam ich einfach nicht an. In meiner Wohnung legte ich mich ins Bett und dachte zum ersten Mal an Suizid. Ich war so wütend auf diesen Arzt, ich wollte, dass er einen Lernerfolg hatte.

Dabei glaube ich an den Verstand. Ich glaube an den freien Willen, die Kraft der Gedanken, die Selbstheilungskräfte des Körpers durch Achtsamkeit, an die Gnade der späten Geburt, ich glaube an unverdiente Privilegierung und sogar daran, ein gutes Leben zu führen. Aber ich glaube auch an Stoffwechselstörungen. Ich glaube an Biochemie, Serotoninmangel und erhöhte Entzündungswerte, an Schlafmangel und Reizüberflutung, ich glaube an Erschöpfungszustände, Alkohol und Nikotin, an Penetration und die Sehnsucht nach Selbstaufgabe. Ich glaube an die Würde des Scheiterns, an die Komik des Leids, ich glaube an die Schamlosigkeit, an die Stärke der Schwäche, die Wirksamkeit von Psychopharmaka und an das Recht darauf, mir helfen zu lassen.

Natürlich schaffte ich es nicht. Kurz nach dem Arztbesuch brach ich zusammen, aus eigener Kraft, und selbst wenn es stimmte, dass ich diesmal keinen Grund dafür hatte, war ich doch so verzweifelt wie nie. Das ist das Schlimmste: ohne Grund verzweifelt zu sein, denn ohne Grund fehlt auch die Hoffnung auf Besserung. Man fällt und fällt und kommt nicht am Boden auf. Was müsste sich ändern?, fragt mein Therapeut. Ich weiß es nicht. Alles könnte sich ändern. Und nichts würde sich anders anfühlen.

Am nächsten Morgen wache ich neben dem Zahnlosen auf. Mir fällt sein Name nicht mehr ein. Mein Handgelenk schmerzt, als wäre ich gestürzt oder hätte mich geprügelt. Beides ist möglich, und ich kann nur rätseln, ob ein Teil seines Körpers einen Teil meines Körpers bewohnt hat, weil nicht nur mein Handgelenk brennt. Ich suche meine Sachen zusammen und ziehe mich an. Er leiht mir eine Zahnbürste, und dann beeile ich mich, der Tram hinterherzulaufen. Etwas Warmes rinnt aus meinem Körper. Es sickert in meine Jeans, und zum Glück trage ich schon meinen Herbstmantel, obwohl es noch mal Sommer geworden ist. In der Tram muss ich mich trotzdem hinsetzen. Ich versaue den Mantel, ich bin noch viel zu betrunken, um stehen zu können, und zum Ticketautomaten schaffe ich es nicht. In meiner Tasche ist noch Geld, viel zu viel für alles, was wir versoffen haben. Es bleibt ein Geheimnis, wer die Rechnung bezahlt hat und warum ich kein Taxi genommen habe. Wieder zu Hause ziehe ich die Hose herunter. Es ist kein Blut und kein Sperma. Ich bin erleichtert: Meine Blase hat beim Rennen schlappgemacht. Ich habe mir bloß in die Hose gepinkelt.

Und dann ist da noch Vadim, der mir die Tür öffnet und mich hereinzieht. Ich stehe heulend vor ihm und halte ihn fest, lange und mit Kraft, damit mich nichts von ihm trennt. Vadim hat bei Aenne angerufen. Er sah mich schon tot in der Böschung liegen, aber Aenne hob einfach nicht ab. Ich erzähle ihm, dass ich bei einem Fremden geschlafen habe, viel zu betrunken, um was mit ihm anzufangen. Vadim seufzt und schüttelt den Kopf. Und was jetzt, bist du wieder verliebt? Nein, diesmal nicht. Ich schlage ihm vor, in die Klapse zu gehen. Einen Entzug zu machen, irgendwas Stationäres. Vadim ist skeptisch, und auch ich habe Angst vor der Psychiatrie. Es ist die Angst, dass nichts mehr unversucht sein wird. Die Angst vor der Endgültigkeit, der Diagnose, dass ich nicht reparierbar bin. Noch nicht, sagt Vadim, denn auch er braucht noch Hoffnung, eine *ultima ratio*, die wir nicht leichtfertig mit der Realität konfrontieren dürfen. Ich gehe ins Bett, und Vadim wartet darauf, dass ich mich wieder in den Menschen verwandle, mit dem er trotz allem zusammen sein will.

Als ich aufwache, ist er immer noch da. Er kann sogar Witze machen. Er schenkt mir einen Stift, auf dem *Kein Sex mit Nazis* steht. Ich glaube nicht, dass er ein Nazi war, sage ich. Auch das soll ein Witz sein. Aber es klingt bloß danach, dass ich mir nicht sicher bin – sowohl was den Sex, als auch was den Nazi betrifft.

Auf der Autobahn A4 in Österreich steht ein Lkw auf dem Standstreifen. Darin die Leichen von neunundfünfzig Männern, acht Frauen und vier Kindern. Der Polizeisprecher sagt, es sei bereits Verwesungsflüssigkeit ausgelaufen. Man ruft Spezialisten herbei, um die Körperreste zu trennen und die Toten zu zählen. Der Sommer ist noch einmal zurückgekehrt. Im Internet wird kommentiert: Österreich habe ein Gammelfleischproblem. Jemand fragt: Was sei daran menschenverachtend, Menschen zu Fleisch zu erklären, wenn sie doch wie Schlachtvieh behandelt würden? Wäre es nicht zynisch, da nicht zynisch zu werden? Mir dreht sich der Magen um, und ich kann nicht weiterlesen.

Für den Rest des Tages hänge ich kotzend über der Kloschüssel und würge Erinnerungen an die letzte Nacht hervor. Es gibt Menschen, höre ich ihn durch die Zahnlücke flüstern, denen nicht mehr zu helfen ist. Schwache Menschen, die nicht mehr zu retten sind. Er glaubt, dass das Sterben all dieser Menschen, das wir gerade erleben, etwas ganz Natürliches ist. Ein Selektionsprozess, weil es für die Art, wie wir leben, nicht genug Ressourcen gibt – und jeder Versuch, sich dagegen zu wehren, sei bloß Heuchelei. Wie kann er das sagen. Und wie kann ich seine Zunge, dieselbe Zunge, die so etwas sagt, in meinen Mund lassen. Ich schiebe seinen Kopf zwischen meine Beine, um ihn zum Schweigen zu bringen. Die Heuchlerin bin ich, und später wasche ich ihn ab. Ich versuche zu pinkeln, um mir keine Blasenentzündung zu holen, und neben seinem Klo steht ein Eimer, aus dem ich Wasser in die Kloschüssel kippe. Er habe gerade kein Geld, um die Spülung reparieren zu lassen. Manchen Menschen ist nicht mehr zu helfen, und ich frage mich, wie er daran glauben kann, dass nur die Fittesten überleben, während sein Leben so auf Kante genäht ist. Ich will zurück zu ihm ins Bett, wo er wieder warm und sanft und einfühlsam ist, solange ich sein Geschwätz ignoriere. Manchen Menschen ist nicht mehr zu helfen. Ich verschließe die Augen, vor der Bettwäsche mit dem Muster von Autositzen, der geschmacklosen Wohnungseinrichtung, und bin richtig froh, als er sagt, dass die Wohnung nicht ihm gehört. Ein Freund, der gerade im Ausland ist, lasse ihn bei sich schlafen. Bis vor ein paar Wochen habe er im Auto gelebt.

Ich versuche, diese Nacht zu vergessen. Ich vergesse sie in allen Einzelheiten. Das Gefühl der Scham aber vergesse ich nicht. Ich kann Vadim nicht in die Augen blicken. Was ist?, fragt er. Es ist grausam, er sucht den Fehler bei sich.

Die Katastrophe spült das Schlechteste in den Menschen hervor. Jede Handlung wird jetzt zur Gewissensfrage, und selbst Aenne fühlt sich schuldig, denn sie geht nicht mehr zum Yoga im Park. Am Rande des Parks liegt die zentrale Erstunterbringungseinrichtung. Während Aenne auf der Wiese versucht, ihren Atemrhythmus zu finden, schaut eine Reihe von Männern ihr dabei zu. Aenne fühlt sich davon gestört. Einer der Männer telefoniert lautstark. Er läuft auf und ab, und wie soll Aenne sich da entspannen? Dabei habe er eben erst eine Flucht hinter sich. Und vielleicht ruft er gerade in Syrien an, um zu erfahren, ob seine Familie noch lebt. Und selbst wenn nicht, sagt Aenne, hat er doch auch das Recht, sich wie ein Idiot zu benehmen. Oder etwa nicht? Klar, sage ich. Jedenfalls geht Aenne nicht mehr zum Yoga. Und fühlt sich schuldig deswegen.

Auch ich fühle mich schuldig, weil ich darunter leide, dass die Verlage sich nicht melden, obwohl im Mittelmeer wieder Menschen ertrinken. Zum Leid kommt die Scham, und zur Scham kommt die Wut, nicht einmal mehr leiden zu dürfen! Ich will mein Leid nicht relativieren. Ich will es nicht teilen und nicht vergleichen müssen. Mein Leid gehört mir! Ich lasse mir doch von denen mein Leid nicht nehmen! Es ist ganz einfach, selbst zum Nazi zu werden.

Man muss sich nur genug leidtun. Ich werfe den Stift weg, *Kein Sex mit Nazis*, und gehe in die Knie. Auf dem Boden fühle ich mich besser, und bis Vadim nach Hause kommt, sitze ich da und starre die Wand an. Was suchst du da unten? Erlösung! Vadim zielt mit zwei Fingern auf mich, er drückt ab, doch leider schießt er daneben.

Suska versucht mich zu trösten: Manchmal vögelt man eben die Falschen. Suska hat das alles schon durch. Die Falschen, die Richtigen und die dazwischen, die es alle im Internet gibt. Sie habe noch nie davon gehört, das rechter Mindfuck durch Sex übertragbar sei. Außerdem sei ihr schon längst nichts mehr peinlich. Da sei dieser Bodybilder, Typ Gas-Wasser-Scheiße. Ein Ferkel, sagt Suska und lacht. Seit sie das Kinderthema abgehakt habe, mache alles mehr Spaß. Sie vögelt den Bodybuilder, auch wenn das kein Lebensentwurf ist, und mit einem anderen geht sie Tischtennis spielen. Wie viel Zeit verdiene der Tischtennisspieler, bis sie sich zurückmelden müsse? Woher soll ich das wissen?, frage ich zurück. Ich lebe seit Jahren mit Vadim zusammen. Suska lacht dreckig. Und auch Aenne ist keine Hilfe. Sie erzählt bloß wieder von dieser Frau, die ihr eine SMS geschickt hat: Aenne solle sich nicht vom nächsten Bus überfahren lassen. Aenne schöpft wieder Hoffnung, denn seit sie verliebt ist, lässt sie sich wie Gas-Wasser-Scheiße behandeln. Ich frage mich, ob das schon immer so war. Wir waren doch mal anders, nicht das Klischee, das wir selber verachten.

Tien glaubt, das mache das Alter. Sie fehlt mir, ihre unerbittliche, apodiktische Art. Seit Tien im Lektorat ihres Erzählbandes steckt, hat sie nicht mehr viel Zeit für mich. Aus ihrem Mund würde alles ganz einfach klingen: A), B) oder C), schwarz oder weiß. Entweder du trennst dich von Vadim und findest heraus, was mit dir nicht stimmt. Oder ihr kommt zu zweit damit klar. Was ist denn mit Vielliebe?, würde Tien fragen, wenn sie Zeit für mich hätte. Ist doch sowieso gerade Mode! Es wäre sinnlos, sie daran zu erinnern, dass wir noch immer an das Pflegekind denken, den Plan von einem richtigen Leben. Tien bräuchte nur wenige Worte, um mich zu zerlegen: Das bekommt ihr sowieso niemals hin! Sie fehlt mir, ihre grausame Ehrlichkeit. Ich kenne niemanden, der so rücksichtslos ist wie Tien.

Ich bade jetzt jeden Abend. Der Herbst kommt, es wird wieder kalt, aber vor allem ist die Wanne schön klein. Ich kann in aller Ruhe heulen und mich selbst verachten. Ich kann in Selbstmitleid schwimmen, mich ungestört schuldig fühlen, nach Rechtfertigungen suchen und meine kinderlosen Brüste ansehen, die noch viel zu gut sind, um sie nicht ab und zu vorzuzeigen. Wenn ich mich abgetrocknet habe, ziehe ich die Schultern zurück, mache ein harmloses Gesicht und reiße einen Witz, als könnte ich damit alles erklären: *April is a motherfucker. T. S. Eliot.* Es ist Herbst, sagt Vadim, das Gegenteil von Frühling! Ich weiß. Aber ich glaube ihm nicht. Denn wenn es Herbst wäre, dann müssten doch die Verlage sich melden!

5 Herbst, jetzt doch

Wir sind seit sieben Jahren ein Paar. Nach sieben Jahren soll man ein neuer Mensch sein. Alle Zellen im Körper haben sich einmal erneuert, und wir stehen uns fremd gegenüber, ein Haufen Zellen, der den anderen nicht mehr kennt. Vadim glaubt an den Neustart der Dinge, und Tien ist überzeugt: Wenn irgendwann die Apokalypse ansteht, werden wir uns hinter Vadim versammeln. Vadim, der immer am besten ist, wenn er ein Problem lösen kann. Er wäre gerne radikaler, sagt Vadim.

Einmal sprechen wir über andere Frauen. Ich könnte damit leben, sage ich, wenn es bei ihm noch eine andere geben würde. Ich könnte sogar damit leben, behaupte ich, wenn er sich in diese andere verliebt. – Vadim ist sich nicht sicher, ob er das will. Mit einer anderen hätte er lieber nur Sex. Er würde es nicht aushalten, noch eine Frau wie mich lieben zu müssen. Ihm fehle die Kraft dafür. Dabei könnte die andere doch ganz anders sein!, schlage ich vor. Sie könnte alles sein, was ich nicht bin. Zum Beispiel romantisch! Vadim stöhnt auf. Er will keine andere Frau, die auch noch romantisch ist. Er will, dass *ich* romantischer bin! Es ist hoffnungslos. Aber immerhin machen wir Witze darüber.

Plötzlich geht es also wieder um etwas. Der Sommer ist endgültig vorbei, es ist das Ende der Belanglosigkeit. Draußen stürmt es, und der Himmel ist grau. Dieser schöne graue Himmel da draußen.

Vadim sagt, er möchte nicht mein Sofafreund sein. Da ist die Getriebenheit, die Angst vor dem Nicht-Sein. Ich komme nicht an gegen die Angst, ein ungelebtes Leben zu führen. *Jeder Tag enthält viel mehr Nicht-Sein als Sein*, schreibt Virginia Woolf über den Zwang der Belanglosigkeit. *Das ist immer so. Ein großer Teil des Tages wird nicht bewußt gelebt.* Das ist immer so, viel mehr Nicht-Sein als Sein. Glaubst du daran? Ich will es nicht glauben. Ich will alles zurück. Die ungelebten Jahre, die vor mir lagen. Ich will sie nachträglich leben, ich will die Zeit zurück, die wie ausgesetzt war. Das geht nicht, sagt Vadim. Du musst lernen, mit der Trauer zu leben.

Der Moment, als das Blut in das Polster des Mietwagensitzes sickerte, liegt über zehn Jahre zurück. Ich trage ihn trotzdem noch in mir, die Erinnerung an die Wärme, die Feuchtigkeit im Stoff meiner Jeans, die langsam kälter wird. Mein Mann sitzt neben mir und fährt. Es war der vierte, der letzte, Versuch, und er ahnt nicht, was gerade passiert: Die Zeit, die wir angehalten hatten, die ganzen Jahre des Wartens – zu Ende. Ich bin fünfundzwanzig, viel zu jung, um mich abzufinden. Ich sehe ihn von der Seite an, und dann trifft es mich wie ein Schlag, als mir klar wird: noch so viele Jahre allein mit ihm. Noch so viele Jahre vor mir.

Ich rufe Livia an, die schon damals alles miterlebt hat. Alles dreht sich im Kreis, ich bin in Zyklen gefangen. Livia überlegt, ob sie kommen soll. Würde dir das helfen? Sie wohnt über 600 Kilometer entfernt, und auch Suska denkt an mich und schickt einen Link – einen Dokumentarfilm über Bauchtänzerinnen in der deutschen Provinz, den man nicht ansehen kann, ohne sich sofort besser zu fühlen. Aenne ruft an und hat eigene Probleme, aber auch davon zu hören ist manchmal ganz schön, und am nächsten Tag liegen zwei Postkarten im Briefkasten – eine von Tien und Kurt Vonnegut: *It's embarrassing to be human*, und eine von Thomas Wolfe, der mir in Tiens Handschrift ausrichten lässt: *All the strangeness and the glory and the power of life.*

Ich sehe mir meine Brüste an. Der Zahnlose wollte wissen, ob sie gemacht seien. Ich fand das lustig: seine Vorstellung, ich könnte Brüste aus Plastik haben. Ich hielt es für ein Kompliment, wenn er fand, dass meine Brüste wie aus Plastik aussahen. Sie sehen bloß künstlich aus, weil sie nie eine Funktion erfüllt haben. Wie oft habe ich sie damals betrachtet und mir eingebildet, sie seien geschwollen. Wie oft sah ich Adern hervortreten, wo keine waren, und wie oft redete ich mir ein, dass die Brustwarzen größer und dunkler geworden waren. Es war die Zeit, als mir jeden Tag übel war, weil die Übelkeit mir damals Hoffnung machte.

Was macht das wilde Leben?, fragt mein Therapeut. *There is no denying the wild horse in us.* Es wirft mich ab und galoppiert mir davon. Ich bleibe liegen, wo ich nicht hingehöre, und dann kommt jemand und liest mich auf. Hinterher wird es kompliziert. Mein Therapeut findet, dass ich gleich wieder aufs Pferd steigen müsse. Ich soll Verantwortung übernehmen, für mich und für andere. Es müsse ja nicht gleich ein Pflegekind sein. Doch wieso keine Patenschaft? Für einen Flüchtling zum Beispiel? Ich muss lachen. Der Vorschlag könnte von meiner Mutter stammen: Mit einem Flüchtling für ein Pflegekind üben. Oder treiben Sie wenigstens Sport!, schlägt er vor. Ich mache doch Sport, sage ich, Yoga im Park! Jetzt im Winter? Wir sehen beide nach draußen. Es ist gerade mal Herbst, und es schifft schon seit Tagen. Auf den Radwegen vergammeln die Blätter, und der Park, den ich hinter dem schlierigen Grau vermute, muss sich in eine Schlammwüste verwandelt haben.

Mein Chef möchte mit mir sprechen. Nächste Woche?, fragt er am Freitagnachmittag. Ich antworte: Gern! – Wieso die Dinge nicht einmal spannend machen? Am Abend sind wieder keine neuen Mails im Posteingang. Meine Agentin hat nicht angerufen, und inzwischen vermute ich, dass sie die Absagen sammelt, bevor sie mit mir spricht, um mich seltener enttäuschen zu müssen. Vadim kommt aus seinem Zimmer zu mir: Irgendetwas Neues hier drüben? Ich schüttle den Kopf. Und bei dir nebenan?

Über den Winter melde ich mich im Pilates-Kurs an. Nach zehn Sitzungen, verspricht die Trainerin in der Probestunde, werde ich einen Unterschied spüren. Nach zwanzig Sitzungen falle es auch anderen auf, und nach dreißig Stunden werde ich einen ganz neuen Körper haben. Ich will den neuen Körper, unbedingt! Aber ich ahne, dass ich den alten Körper nicht so einfach loswerden kann. Es wird sich dreißig Mal wie Sterben anfühlen. Mein Körper ist zäh, wenn er gegen mich arbeitet, und ich zwinge ihn in die Bewegungen, meine Muskeln zittern vor Schmerz, mir wird schlecht, und hinterher ist mir schwindelig. Ich hasse Pilates schon jetzt!

Am Wochenende fahren wir zu Vadims Mutter. Sie wird sechzig und gibt ein großes Fest. Ich ziehe ein Kleid an, das ich mir extra für diesen Anlass gekauft habe. Darunter hätte ich gern bereits den neuen Körper getragen, aber der alte ist noch sehr präsent. Ich aktiviere die tiefliegende Rumpfmuskulatur, halte die Grundspannung, wie ich es im Training gelernt habe, doch nach vier Stunden Baucheinziehen kann ich nicht mehr. Mein Bauch kippt heraus und sieht aus wie mit Gas aufgepumpt. Vadims Tante, die mich schon lange nicht mehr fragt, ob ich schwanger bin, macht mir trotzdem eine Art Kompliment. Als ich zum dritten Mal vom Buffet zurückkehre, sagt sie lächelnd zu mir: Man sieht dir gar nicht an, wie maßlos du bist! Ich stelle meinen Teller ab, ziehe den Bauch wieder ein und frage sie: Kennst du eigentlich Georg Klein?

Nein, kennt sie nicht. Und sie kennt die Geschichte nicht, die ich mit Klein verbinde. Nach einer Schreibwerkstatt stand er einmal hinter mir am Buffet. Er fragte mich, ob mir das nicht peinlich sei. Was denn? Ich verstand seine Frage nicht, obwohl er auf meinen sehr vollen Teller starrte. Aber ich weigerte mich, zu begreifen, weshalb meine Freude am Essen und einem kostenlosen Buffet mir peinlich sein sollte – immerhin war ich arm und sehr schlank! Ich häufte noch mehr auf meinen Teller, und später aß ich gegen die viel zu großen Portionen an und ließ Klein dabei nicht aus den Augen. Ich zwang mich, nichts übrig zu lassen. Ich aß mit Genuss und großer Geste, ab und zu lachte ich laut, er sollte sehen, wie es mir schmeckte, welche Freude es war, mich essen zu sehen, und wie alles, was auf meinem Teller lag, Bissen für Bissen in meinem maßlosen Körper verschwand. Hinterher holte ich mir noch ein Dessert.

Es dauerte mehrere Stunden, bis ich alles wieder ausgekotzt hatte. Mein Magen war so vollgestopft und der Nahrungsbrei darin so fest, dass ich kaum etwas herauswürgen konnte. Ich legte mich im Hotelzimmer aufs Bett, sah mir eine Doku über Luden im Kölner Rotlichtmilieu an und rannte ab und zu zur Toilette. Dort übergab ich mich, ohne mich erleichtert zu fühlen. Es war ein qualvoller Abend, eine schmerzhafte Kotzerfahrung, die ich Georg Klein zu verdanken habe. Seither habe ich ihn gefressen. Den solltest du mal lesen, sage ich zu Vadims Tante. Ich empfehle ihr seine Zürcher Poetikvorlesung, die ich bisher selbst nicht gelesen habe. Ich lese prinzipiell nichts mehr von Georg Klein. Aber der Titel gefällt mir: *Scheitern! Durchhalten! Triumphieren!*

Manche Menschen sind nicht mehr zu retten. Am Montag macht mein Chef mir ein Angebot, das er unmöglich ernst meinen kann. Die Kollegen im Zoo suchen jemanden für die *live-observation*. Ich versuche, ganz ruhig zu bleiben. Ich bin Postdoc und kein Technik-Hiwi. Das kann er nicht ernst meinen – die *live-observation*, sie suchen jemanden, der die Kamera schwenkt. Die Kollegen im Zoo sind Teil desselben Sonderforschungsbereichs. *Ontogenese der sozialen Kognition und Kommunikation*. Unsere Fragen unterscheiden sich kaum – egal, ob unsere Probanden Kleinkinder oder Primaten sind: Was können sie über die Absichten anderer wissen? Wie kommunizieren und kooperieren sie, was ist Kultur, und wie funktioniert soziales Lernen? Auch die Testsituationen verlaufen ähnlich wie hier. Nur dass die Primaten öfter mit Scheiße schmeißen. Die *live-observation* gibt es allerdings nur im Zoo: Einmal pro Woche wird jede Menschenaffengruppe für ein paar Stunden gefilmt. Fünf Minuten pro Tier, wie es durchs Gehege turnt und mit anderen interagiert, bevor die Kamera schwenkt. Das kriegen Sie doch hin!, sagt mein Chef. Ich suche sein Gesicht ab, nach einem Zeichen von Ironie oder Wahnsinn, aber da ist nichts, er guckt ganz normal.

Ich soll es mir überlegen, sagt er. Wir hätten Zeit, den neuen Antrag zu schreiben. Ich bliebe Teil des Sonderforschungsbereichs und – mit etwas Glück – seinem Team doch noch erhalten! Sofern wir neue Drittmittel kriegen. Ist doch besser als nichts! Während er spricht, zieht er ein Schreiben aus der Schublade, auf dem ich den Briefkopf der Uni erkenne. *Sehr geehrter Herr Professor Sowieso …* liest er vor. Er soll mich daran erinnern, meinen Resturlaub aufzubrauchen, und dafür sorgen, dass ich gebührend von meiner Mitarbeiterstelle verabschiedet werde. Liebe Frau Lehn, sagt er und streckt mir eine Hand entgegen: Das tue ich hiermit! Ich greife nach seiner Hand und bin so perplex, dass ich mich bei ihm bedanke.

Beim Pilates trinken wir schon wieder Sekt. Wir trinken ständig Sekt, eigentlich jedes Mal. Manchmal hören wir sogar früher auf, bloß um endlich mit dem Sekttrinken anzufangen. Meistens trinken wir Rosésekt, manchmal auch Fruchtsekt, ich finde beides etwa gleich widerlich. Außerdem verstehe ich das Prinzip nicht: Wieso macht man erst Sport und trinkt hinterher Alkohol? Um den Effekt zu neutralisieren? Aber natürlich trinke ich mit. Gründe zum Trinken finden sich immer: Jemand hatte Geburtstag, jemand kommt aus dem Urlaub zurück, oder es klingelt ein Handy im Kurs. Irgendwann machen wir uns nicht mehr die Mühe, nach Gründen zum Trinken zu suchen, und wir trinken den Sekt einfach so. Wohl oder übel lerne ich die anderen Frauen kennen. Es sind wirklich sehr andere Frauen. Frauen wie diese kamen bisher in meinem Leben nicht vor. Es sind Frauen, die Karriere machen, teure Frisuren tragen, nach Feierabend mit ihren Kindern Vokabeln lernen, während sie schnell noch einen Applecrumble in den Ofen schieben, weil der gut zu Rosésekt passt, und es sogar noch schaffen, sich konträr zum Klischee zu verhalten: Für Latte Macchiato hätten sie gar keine Zeit. Ich habe auch oft keine Zeit, aber der Unterschied ist, dass *meine* Zeit einfach verschwindet. Meine Zeit scheint sich in nichts aufzulösen, während *ihre* Zeit sich magisch ausdehnen muss. Ich hätte Angst, dass ihre Tage mir um die Ohren fliegen würden, so vollgepackt, wie sie sind, und so dünnhäutig, wie sie sich anfühlen müssen. Ich weiß nicht, ob ich so leben könnte, immer in dem Bewusstsein, dass jeden Moment alles hochgehen könnte. Trotzdem beneide ich die Pilatesmütter. Denn abends nach dem Kurs, wenn ihr Tag endet, ohne sie in Fetzen gerissen zu haben, sehe ich ihnen an, wie stolz sie sind. Ich bin bloß stolz auf meine tiefliegenden Bauchmuskeln.

Ich fahre zu einer Tagung nach Frankfurt, die parallel zur Buchmesse stattfindet. Im Foyer der Universität begegne ich Menschen, die mir die Hand geben, während sie schon mit jemand anderem sprechen. In einer Pause treffe ich den Buchmessenmann in einem Café. Wir gehen zum Rauchen nach draußen, ich lehne mich an ihn, und er legt seine Hand auf meinen Bauch. Ich habe einen Bauch bekommen, sage ich. Ich mag ihn, antwortet er, und es gefällt mir nicht, dass er meinen Bauch mag. Er soll ihn gar nicht bemerken. Er soll nicht meinen Bauch mögen, sondern bloß mich. Es tut trotzdem gut, ihn wiederzusehen.

Am Abend nimmt meine Agentin mich mit auf eine Verlagsparty. Sie steht auf der Gästeliste, und ich bin ihr *plus one* und trinke mich umsonst durch die Cocktailkarte. Am Tresen steht eine Lektorin, der wir mein Manuskript geschickt haben. Meine Agentin macht uns miteinander bekannt. Sie bestellt sich einen Drink, irgendwer spricht sie an, und kurz darauf sehe ich sie nicht mehr. Es ist wirklich sehr voll. Die Lektorin und ich stehen Gelenk an Gelenk, und ich versuche zu rauchen, ohne jemanden anzuzünden. Krieg ich auch eine?, fragt die Lektorin, die den Eindruck macht, als würde sie gern vor mir zurückweichen. Aber es gibt keinen Platz. Also stehen wir und rauchen, hin und her geschoben von fremden Getränkewünschen. Ist ja toll, sagt die Lektorin. Sonst bleibt der Autor eher anonym. Ja, toll, finde ich auch. Dabei wäre ich jetzt gern anonym. Wir rauchen weiter. Darf ich noch eine?, fragt die Lektorin. Ich halte ihr die Schachtel hin, sie klemmt sich die Zigarette hinters Ohr: Muss mal dringend auf Klo! Ich bestelle mir noch einen Gin Tonic, und als ich mich umdrehe, steht sie rauchend nur zwei Leute hinter mir. Ich rede mir ein, dass sie aufgehalten wurde und sich sicherlich gleich einnässen wird. Leider ist es zu voll, um es mitzukriegen.

Später finde ich meine Agentin wieder. Sie hat eine Frau im Schlepptau, die sie mir ebenfalls als Lektorin vorstellt.

Die Dame scheint freundlicher und an mir interessiert. Sie begrüßt mich überschwänglich, was für eine Freude, mich kennenzulernen! Mein Manuskript habe sie so gern gelesen. Als sie sieht, dass ich ihr eine Frage stellen will, winkt sie ab: Wir sprechen uns morgen, sagt sie, hier ist es zu laut! Ich soll sie am Messestand besuchen, am nächsten Tag um vierzehn Uhr. Meine Agentin zwinkert mir zu, und trotzdem bremst sie mich, als ich mit ihr anstoßen will: Erst, wenn alles in Sack und Tüten ist! Den Rest des Abends verbringe ich damit, mir die Aussicht auf den nächsten Tag schönzutrinken.

Der nächste Tag ist ein Elend. Es ist klamm in der Airbnb-Wohnung, und mir steht kalter Schweiß auf der Stirn. Ich will nicht zur Messe. Ich fühle mich nicht gut, ich habe kein gutes Gefühl. Ich lasse mir ein Bad ein, um mich aufzuwärmen. Es ist keine gute Idee. Mir ist übel, und das Wasser schaukelt an mir herum. Man kann seekrank werden in einer Badewanne, ab sofort weiß ich das, und schließlich muss ich die Orchidee vom Fensterbrett angeln und aus ihrem Übertopf rupfen, um nicht ins Wasser zu kotzen. Es ist erbärmlich, aber das Wasser bleibt sauber, und nur die Substratkügelchen, die später in der Kloschüssel treiben, wollen sich partout nicht runterspülen lassen. Statt eines Frühstücks löse ich mir einen Brühwürfel auf. Die Tagung lasse ich ausfallen, ich werfe Tabletten gegen die Übelkeit ein. Irgendwie schaffe ich es zum Messegelände.

Am Stand des Verlages, wo die Lektorin bereits auf mich wartet, hole ich mir meine Absage ab. Auch sie sieht fahl aus, immerhin das. Sie hätte mein Buch wirklich gerne gemacht. Sagt sie. Aber der Vertriebschef – sie spricht nicht weiter, sie will nichts gesagt haben, aber so leicht kommt sie mir nicht davon: Ich werde *sie* und nicht ihren Vertriebschef hassen! Sie wollte es mir gerne persönlich sagen. Weil sie mein Manuskript wirklich mochte! Das ist echt nett, murmele ich. Es gibt Gummibärchen zum Trost, ich nehme noch ein paar, und am meisten ärgert mich, dass ich sechzehn Euro Eintritt bezahlt habe.

Ich treibe ziellos herum und würde jetzt gern mit jemandem sprechen. Meine Agentin sitzt in ihrer Box, sie hat Termine und soll ihre Arbeit machen. Ich versuche es bei den Indie-Verlagen. Mal stehe ich hier und mal dort herum. Ein Verleger aus meiner Stadt – wir kennen uns flüchtig, und meistens vergisst er meinen Namen – legt mir die Hand auf den Arm. Er reibt über den Ärmel, er wirkt sehr zugewandt, und gleich wird er etwas zu meinem Pullover sagen. Mein Pullover ist wirklich sehr hübsch. Ein orangefarbenes Männermodell, natürlich viel zu warm für die Halle, aber sehr hübsch und wirklich nett anzufassen. Der Verleger aber interessiert sich nicht für meinen Pullover. Er interessiert sich nicht einmal für mich, er versucht bloß, mich zur Seite zu schieben, um einer anderen Besucherin den Blick auf die Bücherwand freizugeben.

Und da stehe ich nun und streichle mich selbst. Alles tut weh. Ich würde gern in die Knie gehen, mich zusammenfalten und zwischen zwei Buchdeckel pressen – die Illusion, dass mich jemand umarmt. Was war denn das?, fragt Adam aus Köln, der die Szene beobachtet hat. Ach, Adam aus Köln! Ich falle ihm um den Hals. Mir ist heiß vor Scham, und ich schwitze wie Sau. Aber das macht nichts, denn Adam schwitzt auch. Es ist viel zu heiß in der Halle, ich habe noch Gummibärchen, die ich ihm anbieten kann, und während wir essen, aus meiner schweißnassen Hand, sprechen wir ein bisschen konspirativ. Ach, Adam aus Köln! Ich bin so froh, dass es dich gibt!

Noch im Zug, auf dem Rückweg nach Hause, rufe ich die Nummer an, die mein Chef mir gegeben hat. Henning hebt ab. Er ist der *research assistant*, der die Studien im Zoo koordiniert. Wir kennen uns flüchtig, und er scheint bereits auf meinen Anruf gewartet zu haben. Ob ich am Montag vorbeikommen wolle – dann erkläre er mir alles.

6 Winter

Bei sozialer Zurückweisung zirkulieren Zytokine im Blut. Der ganze Körper brennt, die Entzündungswerte schießen nach oben, und alle Reize werden in Schmerzen verwandelt. Selbst der Schmerz wird zu Schmerz und fühlt sich noch schmerzhafter an.

Wir stellten fest, dass das Auslösen von starken Gefühlen der sozialen Ablehnung Regionen im Gehirn aktiviert, die auch für das Gefühl des physischen Schmerzes zuständig sind. Diese Ergebnisse bestätigen die Idee, dass soziale Ablehnung eine emotionale Erfahrung darstellt, die mit physischen Schmerzen verbunden ist. Die wechselseitige Beeinflussung von sozialen wie körperlichen Schmerzen funktioniert offenbar in beide Richtungen: Bekamen Probanden ein Schmerzmittel, empfanden sie auch soziale Ausgrenzung und Zurückweisung als nicht so massiv.

Und wohin soll der Abstieg führen, wenn schon das Gipfelkreuz in einer Ebene steht? Mein Therapeut will das noch ausdiskutieren. Ich soll mir einen Film auf YouTube ansehen. Ein Film über Sloterdijk, in dem Sloterdijk sagt: *Es gibt Stellen im Wald, wo sich der Boden vor einem öffnet. Zum*

Beispiel am Rande von Schluchten und Bergen, und dort genießt man plötzlich einen Ausblick in die Tiefe und in die Weite, ohne dass man vorher einen Aufstieg hätte unternehmen müssen. Darin steckt die Erfahrung, dass es eine souveräne Passivität gibt. Und man spürt sein Leben und weiß unmittelbar: Hier ist die höchste Stelle der Welt.

Dic höchste Stelle der Welt liegt auf einem Turm. Ich steige die Wendeltreppe hinauf. Der Boden hat sich vor mir geöffnet, und unter mir erstreckt sich der Tropenwald. Ein Ausblick in die Tiefe und Weite, der an der Kuppel des Primatenlands endet. Meine Gummistiefel quietschen beim Gehen, auf dem Poloshirt leuchtet das Zooemblem, und meine Latzhose, die zwei Nummern zu groß ist, verleiht mir Autorität. Ein Bild von Sylvia Plath fällt mir ein: Schweißperlen, die wie Insekten den Rücken hinabkrabbeln. Die Luft ist feucht, und meine Brille beschlägt. Unter der Glasglocke herrscht ewiger Frühling.

Ich bin gern auf dem Turm, um die Affen zu filmen, weil es mich nicht interessiert. Was auf dem Turm geschieht, geht mich nichts an. Es könnte auch einer Pflanze passieren, souveräne Passivität, und nur die Affen bemerken mich manchmal. Dann werfen sie mit Exkrementen nach mir, aber ich stehe sicher entfernt, den Dingen enthoben und außerhalb der Scheißereichweite.

Man sagt, erst das Versagen stelle die Frage nach Wirklichkeit. Meine Wirklichkeit ist der Turm, *I'm so tired of being low*, und da oben bin ich in Sicherheit: vor den Einbildungen, den Chimären, wer ich stattdessen sein möchte. In Wirklichkeit filme ich Affen. Ich filme Affen, die sich die Finger ablecken, nachdem sie sich im After gepult haben, und das Gebrüll der Schimpansen betäubt mich ein bisschen. Die Affen befreien mich von allem, was wichtig ist, und in einer Studie habe ich gelesen, dass die Begegnung mit Wildtieren zur Ausschüttung körpereigener Schmerzmittel führt.

Menschen, die Ablehnung erfahren, empfinden dies als elementare Bedrohung ihrer Bedürfnisse nach Zugehörigkeit, Kontrolle und einer bedeutungsvollen Existenz. Auf dem Turm ist es leicht, von der Wirklichkeit nichts zu erwarten. Was ist die Wirklichkeit, wenn das Einzige, was ich wirklich kann, für niemanden, der es liest, etwas zählt? Was zähle ich dann noch? Jetzt ist es mein Job, unsichtbar zu sein. Ich drücke auf *record*, der Rest ist *monkey work*, und alles, was ich noch zähle, sind fünf Minuten, bevor ich die Kamera schwenke. Das ist der schwierigste Teil. Es ist wichtig, dasselbe Tier nicht zweimal zu filmen, und ich spüre das Leben und weiß unmittelbar: Ich bin von Bedeutung, weil ich einen Timer bedienen kann und es gelernt habe, achtundzwanzig Schimpansen auseinanderzuhalten. Die ganze Zeit frage ich mich, was ich falsch gemacht habe. Die Antwort ist: nichts! Ich schwöre mir, nie wieder etwas richtig zu machen. Wenn ich schon scheitern muss, dann nur noch mit Spaß! Ich schließe die Augen und sehe die Affen wieder. Ein paar erkenne ich an ihren Stimmen.

Und trotzdem würde ich manchmal gern meine Würde spüren. Ah, die schöne Literatin!, sagt der Typ im Café, in dem ich mich montags mit Vera treffe. Ich korrigiere ihn nicht, montags habe ich frei. Er kellnert schon ewig hier, und er versucht es schon seit Jahren bei mir. Bisher ohne Erfolg. Aber diesmal berührt er mein Herz, und ich würde sofort mit ihm vögeln.

Meine Mutter ruft an. Sie will nächstes Jahr mit mir verreisen! Es gibt ein Angebot in ihrer Fernsehzeitung: mit der Fähre von Helsinki nach Sankt Petersburg, eine Mini-Kreuzfahrt für eine Nacht, und danach drei Tage im Reich der Zaren. Ich bin nicht sicher, ob mir die Idee gefällt, doch in ihrer Fernsehzeitung steht: Wir werden an Deck der MS Princess Maria sitzen, in Decken und Weiße Nächte gehüllt, das Abendprogramm im russischen Stil genießen, unser Glück im Bord-Casino versuchen und im Petersburger Hotel Moskva residieren, am Ende des Nevsky Prospekts, gleich gegenüber des Tichwiner Friedhofs mit Dostojewskis Grab. Dostojewskis Grab!, wiederholt meine Mutter, um an gleich zwei meiner Leidenschaften auf einmal zu appellieren. Es ist zwanzig Jahre her, dass wir zuletzt miteinander verreist sind, und vielleicht sollten wir es dabei belassen. Ich verspreche ihr trotzdem, mir die Webseite des Anbieters anzusehen. Vom Werbebanner lächelt ein rüstiges Rentnerpaar. Das russische Showprogramm zeigt Tänzerinnen im Straußenfederkostüm, und der Katharinenpalast wirbt mit einem Foto des Bernsteinzimmers, eine Replik, aber fast original. Meiner Mutter ist es egal, ob das Bernsteinzimmer echt ist oder nicht. Sie will es bloß einmal gesehen haben, und meinen Anteil der Reise könnten sie mir zu Weihnachten schenken. Wäre das nichts? Doch, doch, antworte ich und behaupte, was ich jedes Jahr sage: dass sie mir wirklich nichts schenken müssen. Weil ich eigentlich wunschlos glücklich bin.

Ich erzähle meinem Therapeuten, dass ich jetzt Affen filme. Affen beim Kotfressen und Onanieren, Affen, die einander zum Sex zwingen. Ich filme kämpfende Affen, die sich tiefe Bisswunden zufügen, Affen bei Hetzjagden und Affen, die im Spiel einen Finger verlieren. Ich filme Affen, die Stöckchen benutzen, um Rosinen aus Futterkästen zu angeln, Affen, die einander im Arm halten, die Freundinnen Leslie und Swantje, nachdem Swantje eine Fehlgeburt hatte. Ich filme die Aggression der Schimpansen, den Stoizismus der Gorillas, die Melancholie der Orang-Utans, die Beschwichtigungsgesten der Bonobos, und hinterher digitalisiere ich das Filmmaterial. Dann schneide ich Videoclips, die fünf Minuten lang sind, und archiviere sie unter dem Namen des Affen, der darin die Hauptrolle spielt. Das ist der schwierigste Teil: Man muss sechs Gorillas, achtundzwanzig Schimpansen, sieben Bonobos und neun Orang-Utans mit Namen kennen. Wenn ich die Augen schließe, sehe ich: Affen. Ich rieche die Affen und ich rieche nach ihnen, ich habe begonnen, über Affen zu schreiben, die Affen sind Thema meiner Therapie, und sogar das Pflegekind, das manchmal noch in meinen Gedanken aufblitzt, hat jetzt ein Affengesicht! Mein Therapeut findet es nicht problematisch, dass die Arbeit mich so erfüllt.

Meine Freundin Marcella, eine der klügsten Frauen, die ich kenne, hat den Erfolg, den ich will. Marcella schreibt auch, und ihr erstes Buch hat sich so gut verkauft, dass sie sich die Verlage jetzt aussuchen kann. Und trotzdem ist Marcella nicht glücklich. Da war dieser Jungverleger, erzählt Marcella, mit dem sie kürzlich was hatte. Marcella quält sich: Es ging ihm überhaupt nicht um Sex! Er sei bloß scharf auf ihr neues Projekt gewesen. Er wollte nicht sie, sondern ihr Manuskript. Ganz bestimmt nicht!, tröste ich sie und rede mir ein, dass es sicher nicht schön ist, nur für seine Arbeit begehrt zu werden.

Später sind zwei neue Nachrichten in meiner Mailbox. Es ist meine Agentin, die drei neue Absagen hat. Drei sehr wohlwollende, begeisterte Absagen! Ich gucke sofort bei Wikipedia nach: *Oxymoron*. Von *oxys* »scharf(sinnig)« und *moros* »dumm«. Das Wort *Oxymoron* ist selbst ein Oxymoron. Scharfsinniger Blödsinn, wohlwollende Absagen, ein innerer Widerspruch, der gewollt ist und zur Pointierung dient. Ist der Widerspruch hingegen unbeabsichtigt und durch unglückliche Beifügung erzielt, spricht man von *contradictio in adiecto*. So oder so: Auf diese Pointe hätte ich gerne verzichtet!

Die zweite Nachricht höre ich mir erst am Abend an. Sie ist von einer Frau, die sich als Mitarbeiterin eines Literaturfonds vorstellt. Ich soll sie zurückrufen. Mir fällt die Bewerbung ein, die ich vor Monaten abgeschickt habe. Ich versuche, nicht daran zu denken. Wer sich zu früh freut, der bekommt keine Kulturförderung! Ich glaube an magisches Denken, also rufe ich erst mal zurück. Natürlich hebt niemand ab. Es ist Freitagabend, und vor mir liegt ein endloses Wochenende. Als ich auflege, klingelt das Telefon. Es ist meine Großmutter. Ich versuche, sie meine Enttäuschung nicht spüren zu lassen, und obwohl ich den Mund halten will, erzähle ich ihr doch, weshalb ich so aufgeregt klinge: Ich kriege vielleicht ein Stipendium! Ein richtig großes, mit dem ich für nächstes Jahr ausgesorgt hätte! – Oma?, frage ich in ihr Schweigen hinein. Ich warte darauf, dass sie sich mit mir freut. Aber dann versucht sie nicht einmal, ihre Enttäuschung vor mir zu verbergen: Wann wirst du wohl auf eigenen Beinen stehen? Meine Großmutter seufzt. Ich seufze auch und denke: Das ist die Strafe – alles rächt sich sofort! Aber immer noch besser, mit meiner Großmutter gestraft zu sein, als das Stipendium vielleicht gar nicht zu kriegen. Meine Chancen, zumindest hoffe ich das, sind gerade wieder gestiegen.

Und dann meldet sich mein Unterleib wieder. Es schnürt mir die Luft ab. Ich schlucke Krampflöser, Schmerzmittel, aber nichts hilft. Ich gebe im Zoo Bescheid, dass ich nicht kommen kann, und schließlich tue ich etwas, das ich mir lange verboten habe: Ich lese die Packungsbeilage von Cipralex. Zu den Nebenwirkungen zählen *verstärkte Blutungen, Verlängerung der Menstruation, Absonderung von*

Milch bei Männern und bei Frauen, die nicht stillen … Kein Wunder, dass mein Körper mich hasst. Ich würde mich auch hassen, und ich will nicht mehr warten, bis bei mir der Milcheinschuss kommt. Vielleicht wird es Zeit, endlich abzusetzen. Ich mache einen Deal mit dem Schicksal: Gib mir einen Vertrag, und ich setze ab! Ich bin mir sicher, dass das Schicksal prinzipiell für das Absetzen ist und nicht dafür, dass ich aus allen Löchern tropfe. Vielleicht bin ich längst gesund und merke es bloß nicht vor lauter Tabletten. Kann ich es schaffen, aus eigener Kraft? Am nächsten Tag melde ich mich beim Flüchtlingsrat an, um etwas guten Willen zu zeigen. Und auf dem Winterflohmarkt in der Tiefgarage kaufe ich ein Buch mit dem Titel *Moral*.

Es ist genug Glück für alle da!, glaubt auch mein Therapeut, der jetzt Kalendersprüche dichtet. Gerade habe ich ihm von den Gorillas erzählt, und ich finde es ein bisschen plump, von ihrem Glück einfach auf mich zu schließen. Ich mag die Gorillas, diese sanften, riesigen Fleischberge, die sich vegetarisch ernähren. Sie zu filmen ist meditativ. Die Gorillas sitzen bloß da. Sie fressen und fressen, sonst tun sie fast nichts, denn wer tonnenweise Grünzeug verstoffwechseln muss, ist zu beschäftigt, um andere durchs Gehege zu jagen. Für Streit haben sie keine Zeit, es herrscht Frieden im Harem des Silberrückens, solange es nur genug Blätter gibt, die für den Winter tiefgefroren werden.

Die Katze knurrt, weil sie nicht unter die Bettdecke darf. Nachts ist es dunkel und kalt, und ich schlafe eng an Vadim gedrückt, ein behagliches Wintergefühl. Vadims Körper riecht vertraut. Wir sprechen darüber, wie schnell ein Pflegekind unseren Geruch annehmen würde. Und ob es einen Wir-Geruch gibt, in der Mitte, genau zwischen uns beiden.

In den Prosaskizzen eines wenig bekannten Autors lese ich, dass viele Schriftsteller, nachdem sie experimenteller begonnen hätten, im Spätwerk schrieben wie Thomas Mann. Mir leuchtet das ein. Ich würde auch schreiben wie Thomas Mann, wenn ich ein Spätwerk und alles bereits ausprobiert hätte. Ich würde lieber schreiben wie Thomas Mann, anstatt mich mit mir selbst zu langweilen. Außerdem liebt Tien Thomas Mann. Der Zauberberg sei das einzige Buch, das sie nah am Abgrund ertrage. Es gebe Phasen in ihrem Leben, da helfe ihr nur die Welt auf dem Zauberberg, wo sie eine Patientin von vielen sein kann. Doch ohne Frühwerk kein Spätwerk. Und vielleicht ist es das Gute daran, anderen bloß dabei zusehen zu können, wie sie am eigenen Werk basteln: Man selbst wird nie konventionell. Die Avantgarde – ich kenne genug Autoren, die das von sich denken – sitzt auf dem Zuschauerrang.

Immer wenn ich die Bonobos filme, muss ich an Durs Grünbein und seine Visionen denken. Einer Gruppe von Zwergschimpansen zuzusehen, schreibt Grünbein, sei wie ein Blick in eine bessere Zukunft. Mir gefällt der Gedanke, dass in einer Zukunft, wie sie Durs Grünbein vorschwebt, alle Konflikte durch Sex gelöst würden. In der Zukunft wären alle Frauen sexy. Sie trügen rote Lippen zu Mittelscheitel und Matriarchat, ihre Ehre wäre die Schamlosigkeit, und die Rangfolge der Männchen leitete sich vom Status der Mütter ab. In so einer Zukunft würde die Gruppe von den ältesten Weibchen geführt. Ich muss jedes Mal lachen, wenn ich die Bonobos filme und Grünbeins Utopie vor mir sehe: die alternde Frau als Zentrum der Macht.

Der soziale Status eines Bonobo-Weibchens ist abhängig von starken Bindungen zu anderen Weibchen. Ältere Weibchen sind in der Regel ranghöher als jüngere. Weibchen, die noch keinen Nachwuchs haben, sind zunächst rangniedrig.

Starke Bindungen zu anderen Frauen!, wirft mein Therapeut in den Raum, der immer nur selektiv zuhört. Ohne Nachwuchs kein Status!, halte ich dagegen. Jetzt steht es unentschieden. Wir einigen uns darauf, dass Affen nicht die besseren Menschen sind und zu meiner Heilung nichts beitragen werden.

Meine Mutter ruft an. Sie weint am Telefon, weil Ursula stirbt. Es ist schon die zweite Freundin, die meine Mutter dieses Jahr an den Krebs verliert. Es kann jetzt sehr schnell gehen, sagt meine Mutter, schließlich ist es November, und im November werden im Krankenhaus Betten frei. Dann lacht sie, weil Ursula, die schon im Sterben liegt, noch mit ihr schimpft, wenn sie so argumentiert: Manchmal denkst du wie ein Kind! Fünf Tage später ist Ursula tot. Zu ihrer Beerdigung kommt auch die Großtante, die schon hundertzwei Jahre alt ist. Ursula stand ihr nahe, und noch bevor der Dezember beginnt, stirbt auch die Tante. Sie hinterlässt zwei Freundinnen, mit denen sie bis zum Schluss in einer WG gelebt hat. Die eine war fast blind, die andere halb taub, die Großtante konnte sich kaum noch bewegen, aber zusammen waren sie ein funktionierender Mensch. Die Asche der Großtante, die nie alleine gelebt hat, wird unter dem Apfelbaum auf Ursulas Grab bestattet.

Auch Vadim hat über seinen Tod nachgedacht. Ich bekomme eine Mail von Facebook, die mich darüber informiert, dass ich Vadims digitale Nachlassverwalterin bin. Wenn Vadim sterben sollte, würde sein Facebook-Konto in meine Obhut gehen. Es werde in den *Gedenkzustand* versetzt und stelle somit *für Freunde und Familienangehörige eine Möglichkeit dar, zusammenzukommen und Erinnerungen zu teilen, wenn eine Person verstorben ist.* Ich erfahre, dass Vadim die Option gehabt hätte, sein Konto postum löschen zu lassen. Warum hat er sich nicht dafür entschieden? Manchmal verstehe ich Vadim nicht. Dabei glaube ich, ihn in- und auswendig zu kennen. In der Mail, die Facebook mir schickt, steht: *Ich habe dich ausgewählt, da du mich sehr gut kennst und ich dir vertraue. Bitte gib mir Bescheid, wenn du darüber reden möchtest.* So würde Vadim nie mit mir sprechen.

Es gibt nur noch wenige auf dem Markt angebotene Identitäten, lese ich in einem Zeitungsartikel. Nazi zum Beispiel. Und alles, was sich vom Nazi abgrenzt. Kein Nazi zu sein ist identitätsstiftend wie schon lange nicht mehr. Bald ist die

Infoveranstaltung des Flüchtlingsrats. Ich freue mich ein bisschen darauf. Ich werde erfahren, wie sich eine Patin verhält und was ich von meinem Flüchtling erwarten darf.

Erstens. Mein Flüchtling wird kein Edler Wilder sein. Mein Flüchtling ist Individuum, und trotzdem gibt es ein paar Wahrscheinlichkeiten. Zweitens. Mein Flüchtling wird in seinem Herkunftsland der Oberschicht angehört haben, weil mittellose Menschen es nicht zu uns schaffen. Drittens. Mein Flüchtling, der vermutlich einmal wohlhabend war, bevor er sein Geld für die Flucht ausgab, wird es als demütigende Geste empfinden, von mir Almosen entgegenzunehmen [Geschenke, notiere ich mir, sind auch nur eine Form von Gewalt]. Viertens. Mein Flüchtling wird nicht schon beim ersten Treffen nach seinem Schicksal gefragt werden wollen, um sich nicht retraumatisieren zu lassen. Wenn ich ihn frage, wird er mir trotzdem antworten, aus Gründen der Höflichkeit. Fünftens. Mein Flüchtling wird siebenkommafünf Quadratmeter zum Leben erhalten. Das ist etwas mehr, als das Land ihm zugestehen würde – die Stadt zeigt sich großzügiger als der Freistaat Sachsen, der sechs Quadratmeter für ausreichend hielt und seine Asylgesetzgebung 1990 aus der Bayerischen Verfassung kopierte. Sechstens. Mein Flüchtling, der vielleicht gerade seine Familie verloren hat und ans Paradies glauben möchte, will sich nicht zum Atheisten bekehren lassen. Und missioniert werden will er, siebtens, auch nicht von mir. Denn wenn mein Flüchtling hier zum Christen werden sollte und wir ihn gleich wieder abschieben (wofür alle Wahrscheinlichkeit spricht), dann richten sie ihn drüben gleich hin. Achtens und letztens. Ich bin die Patin, und mein Flüchtling wird Patling heißen, in der Sprache des Flüchtlingsrats, um uns unterscheiden zu können. Ich glaube weiterhin an unsere Gemeinsamkeiten.

Später male ich mir aus, was wir zwei zusammen machen werden: Wenn wir die Amtsbesuche hinter uns haben, gehen wir ins Kino, damit er die Sprache lernt, und im Sommer grillen wir mit Freunden im Park. Ich will ihm zeigen, dass das Leben hier gut sein kann. Was verstehen Sie denn davon?, fragt mein Therapeut. Eine Menge!, behaupte ich und lasse ihn grinsen.

Immer montags kreist der Hubschrauber über unserem Viertel. Ich muss nicht arbeiten, ich sitze mit Vera im Café und verstehe vor lauter Lärm kaum, was sie mir zu erzählen versucht. Auf dem Heimweg muss ich mich ausweisen, um die Straßensperre passieren zu dürfen. Die schwarzen Reihen aus sturmbewaffneten Polizisten wollen ihre Blockade nicht öffnen. Ich zeige auf den Straßennamen in meinem Ausweis. Da hinten wohne ich! Aber sie glauben mir nicht, sie kennen sich in meinem Viertel nicht aus, denn sie sind die Verstärkung aus Dresden. Was ist das eigentlich für ein Land, in dem ich seit zehn Jahren lebe? Was ist das für eine Stadt, in der die Straßen montags abgesperrt sind? Ich will diese Wirklichkeit nicht. Ich will mein Zuhause zurück, das Gefühl, hier in Freiheit zu leben. Das will ich mir von den Nazis nicht nehmen lassen!

Wenigstens regnet es wieder. Seit kurzem hoffe ich auf Schnee. Wenn sie montags marschieren und ihre rechten Parolen brüllen, dann sollen sie sich wenigstens den Arsch abfrieren. Wir brauchen mehr schlechtes Wetter. Ich wünsche mir einen eiskalten Winter. Wie soll ich das meinem Flüchtling erklären?

Die Nazis, lese ich, sind nicht alle Nazis. Die meisten von ihnen haben bloß Angst. Vor der Auflösung ihres Geschlechts, ihres Körpers, ihrer Herkunft, ihrer Heimat, ihrer Generation, ihrer Sprache, ihrer Stimme, ihrer Mittelklasse, ihrer Glaubensgemeinschaft, ihrer Ehe, ihrer ADAC-Mitgliedschaft, ihrer Karriere, denn wenn nichts mehr einen Unterschied macht, wie soll man dann noch einen Unterschied machen zwischen denen, die Glück, und denen, die Pech gehabt haben? Es *muss* einen Unterschied geben! Vor allem Männer, lese ich, litten unter dieser Angst, obwohl sie, statistisch betrachtet, seltener als Frauen von Armut betroffen sind. *Frauen haben immer diskontinuierliche und kontingente Leben gelebt, aber die Männer sind heute auf eine neue Weise verwundbar.* Für Frauen sei es nicht neu, mit der Ohnmacht über ihr Schicksal zu leben. Ich wünsche mir eine Welt, in der ich – wenn sie schon nicht frei von Ohnmacht ist – meine Ohnmacht nicht abtreten muss. Ich will nicht in der Abhängigkeit leben, dass jemand anderes für meine Ohnmacht verantwortlich ist. Ich möchte scheitern, aus eigener Kraft, ich will die Freiheit haben, selbst zu versagen.

Und dann löst sich, wie über Nacht, das *wird* von meinem *Alles-wird-gut*-T-Shirt ab. Ich lese es als Botschaft von Cipralex. Es spricht durch den Nachtschweiß zu mir, der sich zwischen den Brüsten sammelt und den gummierten Aufdruck zersetzt. Das Versprechen, dass alles gut werden wird, ist plötzlich nicht mehr nur ein Versprechen. Es ist die Gegenwart, *Alles … gut!*, sagt mein T-Shirt, die Zukunft ist jetzt! Und ich glaube ihm. Es wird Zeit, endlich abzusetzen.

Nicole, die mit mir die Clips schneidet, würde auch gern mal etwas Verrücktes tun. In die Stadt gehen und sich eine Hose kaufen. Einfach so. Oder mit ihren Kindern verreisen. Nicole, die beim Schneiden der Videoclips leise schimpft: Für die Arbeit, die man ihr gibt, hätte sie sich ihr Studium sparen können! Darf ich das als Zitat verwenden?, frage ich sie. Ich schreibe gerade etwas über verschenkte Talente! Nicole zuckt zusammen. Ich soll sie nicht auf ihr Versagen festschreiben. So möchte sie nicht in die Literatur eingehen. Ob mir nichts Besseres für sie einfallen würde? Sie hätte da ein paar Ideen für sich!

Am liebsten filme ich die Orang-Utans. Von ihnen fühle ich mich erkannt. Ihre dunklen Augen beobachten mich, während sie abwartend von der Decke herabhängen. Orang-Utans sind Einzelgänger, in der Wildnis bleiben sie auf Abstand, doch in Gefangenschaft langweilen sie sich. Einmal hangelt sich Pini heran. Ihr Blick ist schwarz und leer. Der Turm spiegelt sich darin, und sie steckt einen

Finger durch das Gitter der Decke, nur ein paar Meter von mir entfernt. Ich würde sie gern berühren. Es heißt, die Orang-Utans würden meine Kamera nicht wie die Schimpansen zerschmettern, sondern sie auseinanderbauen, um sie ordentlich wieder zusammenzusetzen. Ich glaube, Pini hält die Kamera für mein Kind. Mein Kind, das ich mit mir herumtrage, hin und her schwenke und nicht aus den Augen lasse, mein Junges mit dem schwarzen Gesicht. Vor ein paar Tagen hat Pini Dunjas Baby gestohlen. Ich war beim Schneiden der Clips im Büro, ich verpasste die Szene, und jetzt würde ich Pini gerne anfassen und meine Fingerkuppe auf ihre legen. Gott und Adam, Pini und ich. Ich fühle mich von ihr durchschaut. Erkannt in ihrem Wunsch, sich das Glück einfach rauben zu können.

Und dann kommt der Anruf: Es gibt ein Angebot, das Buch wird erscheinen! Meine Agentin will noch abwarten, ob auch andere Verlage mitbieten – aber mir ist das völlig egal. Es wird ein Buch geben! Ich warte auf ein Gefühl. Ich gehe joggen, um etwas in Bewegung zu bringen, und präge mir jedes Bild ein, die Schrebergartenanlage, den Park, weil alles, was nach diesem Anruf passiert, mir in Erinnerung bleiben wird. Vielleicht wage ich es bloß nicht, mich zu freuen. Ich habe mir jahrelang eingeredet, ich käme auch ohne Freude gut klar. Es ist wie Sex in einer Langzeitbeziehung, den man irgendwann nicht mehr vermisst. Und plötzlich heißt es: Bitte, Ekstase!

Vadim ist ganz außer sich. Er kann es kaum fassen, er ist so erleichtert, dass jetzt alles besser wird. Wir sollten etwas tun, schlägt er vor, das es wert ist, mit diesem Tag verbunden zu werden! Er will mit mir zu Alfredo gehen, dem besten und billigsten Italiener der Stadt, von dem die Legende besagt, er habe einmal für die Squadra Azzurra gekocht. Jetzt betreibt Alfredo ein Restaurant in einem Bretterverschlag. Alfredos Familie bedient, der Laden ist rappelvoll, man sitzt Rücken an Rücken, wartet ewig auf sein Essen und tröstet sich damit, dass die Preise ein Witz sind. Wir bestellen mehr, als auf den winzigen Tisch passt. Ich esse Spaghetti Frutti di Mare und spritze beim Knacken der Panzer mit einem Sud aus Tomaten und Meeresfrüchten umher, um mir von Freude und Genuss zu erzählen. Ich schlürfe und pule, lecke mir die Finger ab und lasse mir noch Wein nachschenken, denn Fisch will schwimmen. Vadim macht sich Hoffnungen. Ich spüre den Druck, der von der guten Nachricht ausgeht, Vadims Wunsch nach Veränderung und Normalität. Er hat etwas Freude verdient. Also saue und spritze ich und kann es trotzdem nicht lassen, ihn daran zu erinnern, um welchen Text es sich handelt: *Sex and Crime*, wie wir das Manuskript intern nennen, wobei *Crime* für meine Verbrechen an ihm steht. Vadim zuckt bloß die Schultern. Da musst du jetzt durch!, sagt er. *Ihn* gehe das alles nichts an. Er besitzt ja nicht einmal eine Trompete.

Beim Frühstück, wir sind beide gereizt und ein bisschen verkatert, erzähle ich ihm von meinem Plan: Ich will die

Tabletten absetzen. Ich habe einen Deal mit dem Schicksal gemacht. Und eigentlich kann jetzt nichts mehr schiefgehen. Ich will nur noch den Vertrag unterschreiben. Vadim sieht mich lange an. Dann steht er vom Frühstückstisch auf, verlässt die Küche ohne ein Wort und wirft die Tür hinter sich zu.

So schlimm wie dieser Streit war schon lange keiner mehr. Wir streiten den ganzen Tag, bis es Abend wird und wir völlig erschöpft sind. Ich werfe Vadim vor, dass er mich nur noch mit Tabletten erträgt. Eine Betablockerversion meiner selbst. Vadim findet das nicht fair. Wie soll er das aushalten, wenn alles noch schlimmer wird? Das ist Jazz!, schreie ich. Nein, das ist krank! Er behauptet, ich sei wie starker Schnaps, den man nur verdünnt trinken könne. Aber ich will nicht verdünnt leben, ich will mich umhauen lassen, auch wenn ich davon umgehauen werde. Ich will den Rausch und die Intensität. Meinetwegen, sagt Vadim, dann riskier eben alles! Du bist wie ein Teenager, behaup tet er. Du hast kein Risikoempfinden, du kannst die Folgen deines Handelns nicht absehen! Mach dir nichts vor, sagt er. Da unten, an deinem *ubi leones*, da wird es heftig werden, für dich und für mich. Aber steig nur hinab in deine Löwengrube. Ich bin es leid, schreie ich, ständig nur Angst haben zu sollen und nicht einmal zu wissen, wovor! Gut, sagt Vadim, dann spring halt ins Nichts. Aber diesmal fange ich dich nicht auf! In dieser Nacht schläft er in seinem Zimmer.

Mein Therapeut will einen Sekt besorgen und mit mir auf den Vertrag anstoßen. Warum haben Sie denn nichts gesagt? Ich sage es doch jetzt!, sage ich und finde das lustig: Mein Therapeut will mit mir trinken. Darf er so was? Auf Kosten der Krankenkasse? Aber mir ist nicht nach feiern zumute. Ich erzähle ihm von unserem Streit. Wollen Sie nur für Ihren Mann krank sein? Vielleicht, sage ich diesmal. Und vielleicht auch für mich. Weil ich mich selbst davor fürchte, den Schutzraum der Depression zu verlassen. Wie fühlt es sich denn darin an? Schön leer, sage ich, und angenehm dunkel. Danach habe ich mich lange gesehnt: nichts mehr zu spüren. Da ist Ruhe, Stille, Gleichgültigkeit. So ähnlich stelle ich mir den Tod vor. Eigentlich ganz angenehm. Mein Therapeut schüttelt den Kopf. Er macht mir Mut, was das Absetzen der Tabletten betrifft: Da ist noch mehr drin, sagt er. Ich verspreche es Ihnen!

Ich googele wieder mal, was mir fehlt:

Eine Depression beschreiben wir mit Anpassungsdruck.
Eine Depression beschreiben wir mit Versagensangst.
Eine Depression beschreiben wir mit Stress.

Ist es möglich, beim Verlassen der Depression zu versagen? Ist es möglich, den richtigen Moment zu verpassen? Für den Ausstieg aus einer Krankheit, mit der man so viel verbindet, erlebt und geteilt, mit der man so viel gemeinsam hat? Wo verläuft die Grenze zwischen der Krankheit und mir? La dépression, c'est moi aussi?

Ich brauche eine dritte Meinung, und diese Meinung lautet: Hopp oder topp! Sie stammt von meinem Arzt. Er behauptet, ich könne inzwischen selber entscheiden, ob ich lieber krank oder gesund sein wolle. Ich finde das Thema zu ernst, um Witze darüber zu machen. Aber er bleibt dabei: Hopp oder topp! Kein Ausschleichen, kein Abschied auf Raten. Gleich auf null gehen mit der Dosis. Nullkommanull! Sind Sie sicher?, unternehme ich einen letzten Versuch. Ich habe schon länger den Verdacht, dass mein Arzt nicht mehr alle Latten am Zaun hat. Absolut!, sagt er und nickt. Sie sind bereit, wenn Sie sich bereit dafür fühlen! Aha, sage ich. Und woher soll ich das wissen? Ich habe längst vergessen, wie sich Nullkommanull anfühlt. Die Wirklichkeit, ohne den Segen der Pharmakologie. Was soll ich tun, wenn ich nichts wiedererkenne?

Bevor ich mich endgültig entscheide, stelle ich mir demütigende Situationen vor – und ob ich sie aushalten könnte. Ich stelle mir vor, wie Vadim und ich in einer Kneipe sitzen, und der Zahnlose kommt durch die Tür. Ich grüße ihn, und irgendwann würde ich zu ihm rübergehen, vielleicht trinken wir drei sogar ein Bier zusammen, und alles ist locker und easy. Er soll sehen, wie schön Vadim ist und wie gut es uns geht. Vadim findet das irre, als ich ihm davon erzähle: Du verbringst die Nacht mit jemandem, um dann vor ihm mit deinem Freund anzugeben? Er findet es krank, wie ich mir das Gesundsein vorstelle.

Kurt Vonnegut fragt: *Who am I this time?*

Höchstens zwei Wochen, verspricht mein Arzt. Dann verschwinden alle Absetzsymptome. Die meisten spüren gar nichts, und wenn etwas kommt, dann lassen Sie es einfach zu! Nehmen Sie Urlaub, schließen Sie sich ein, erlauben Sie sich den Totalausfall, Mut zur Dysfunktion und zum Kollaps. Am Abend sehe ich mir noch mal Trainspotting an. Irgendwann kommt die Szene, in der Marc Renton seinen kalten Entzug vorbereitet. Er vernagelt die Tür von innen, stattet sich mit Dosensuppen und zwei Eimern für Fäkalien und Kotze aus und wartet darauf, dass der cold turkey kommt. Er beginnt zu schreien und zu schwitzen, er halluziniert, dass die Züge der Kinderzimmertapete ihn überrollen und der Geist von Baby Dawn, des hässlichen, fetten, toten Babys mit der Fratze, das die Junkies im Dreck haben verrecken lassen, an seiner Zimmerdecke entlangkrabbelt. Und was wird an Ihrer Zimmerdecke entlangkrabbeln?, will mein Therapeut von mir wissen. Gar nichts, ich bin fast austherapiert! Na also, sagt er. Ich wette, Sie werden es überleben! Du bist ganz blass, sagt Vadim, der sich mit mir Trainspotting ansieht. Ich verspreche ihm, mit dem Absetzen noch warten zu wollen, bis die Leute vom Verlag mich kennengelernt haben.

Vadim holt seinen Kalender, und ich hole meinen. Es ist gar nicht so einfach, zwei Wochen zu finden, in denen ich mir freinehmen kann. Zwei Wochen für die Umbauarbeiten im Kopf, in denen Vadim bereit wäre, mich auszuhalten. Im November scheint es möglich zu sein.

Und dann spüre ich doch einen Anflug von Freude – und den süßen Kitzel des Größenwahns. Es ist Samstag, ich sitze beim Frühstück und höre im Deutschlandfunk *Klassik, Pop etcetera*. Diesmal moderiert Nora Bossong. Nora Bossong ist eine junge, erfolgreiche Schriftstellerin und außerdem eine literarische Figur in einer preisgekrönten Erzählung von Nora Gomringer, die ebenfalls eine junge, erfolgreiche Schriftstellerin ist. Als Nora Gomringer bei *Klassik, Pop etcetera* moderierte, wollte sie am liebsten nur Filmmusik spielen. Kristine Bilkau wiederum, eine weitere junge, erfolgreiche Schriftstellerin, wählte einen poetologischen Zugang, sie spielte *Waiting for the moon to rise*, weil es die Stimmung ihres Romans wiedergebe. Ich kaufte mir das Buch, denn ich mag *Belle and Sebastian*, und tatsächlich klang das Buch wie das Lied. Nora Bossong spielt vor allem Stücke, die etwas mit ihrem Leben zu tun haben, Songs, die belegen sollen, dass sie auch außerhalb der Fiktion existiert, und ich überlege, wie ich anfangen würde. Mit David Bowie vielleicht, *I am your DJ, I am what I play* – und dann Punkrock und Melancholie, Folk und Blues und lautes Geschrei. Ich habe eine Liste für *Klassik, Pop etcetera* unter meiner Schreibtischauflage. Gelegentlich ergänze und modifiziere ich sie. Und eines Tages, wenn die Zeit reif dafür ist, wird der Deutschlandfunk mich anrufen und einladen. Und dann bin ich darauf vorbereitet.

Tiens Buch soll schon im Frühjahr erscheinen. Wir treffen uns, um diesmal auf meinen Vertrag anzustoßen. Vadim und Tiens Freund kommen auch mit. Von *Klassik, Pop etcetera* hat Tien noch nie etwas gehört. Und was, wenn sie dich anrufen?, fragt ihr Freund und klingt ehrlich besorgt. Dann hast du keine Liste und stehst ganz schön blöd da!

Am nächsten Abend gehen Vadim und ich ins Kino. Wir sehen *Welcome to me!* mit Kristen Wiig. Sie spielt eine Borderlinerin, die 86 Millionen Dollar im Lotto gewinnt. Mit dem Geld produziert sie eine tägliche Fernsehshow über sich selbst: *Welcome to me!* Der Film ist so durchgeknallt wie die Show, von der er erzählt, und hinterher fragen wir uns, worum es eigentlich ging. Erstens, versuche ich eine Zusammenfassung: Man soll seine Tabletten nicht absetzen, wenn man zwar reich, aber immer noch bipolar ist. Und zweitens: Man soll seine Freunde nicht verraten, indem man sie zum Teil eines Kunstwerks macht. Vadim nickt, er hat es auch so verstanden. Na, dann bist du ja auf einem sehr guten Weg!

Ich soll ihn humorvoll und weltläufiger machen, fordert Vadim, wenn er schon zum Teil eines Kunstwerks wird. Marcella will in diesem Text keine Rolle spielen. Ich verspreche ihr, dass alles, was unter ihrem Namen passiert, frei erfunden ist oder von jemand anderem erzählt. Tien ahnt noch nichts von ihrem Glück. Und meine Mutter macht sich Sorgen, ob die Krebserkrankung meines Vaters erwähnt werden wird – keine Angst, Mama, es geht nur um dich! Suska, die generell eher freizügig ist, gibt mir ihren Segen, dass ich alles verwenden darf – bis sie zum ersten

Mal in dem Manuskript liest und mich fragt, ob ich wüsste, worauf ich mich einlassen würde. Livia, meine älteste, treueste Freundin, würde niemals ihre Freunde verraten und immer loyal zu mir stehen. Der Buchmessenmann wird mir nicht glauben, dass er zu fünfundneunzig Prozent der Fiktion entspringt (über dieses Thema sprechen wir manchmal). Und der Zahnlose wird es niemals lesen. Nur Vera hat noch einmal Glück gehabt. Wir haben uns gerade erst kennengelernt, und alles, was sie mir montags im Café erzählt, zerhacken die rotierenden Hubschrauberblätter. Am schwersten trifft es allerdings Aenne. Sie fängt immer wieder an, über die Eigentumsrechte am Stoff zu verhandeln, sobald sich unsere Leben berühren. Wem gehört, was wir gemeinsam erleben? Wem gehören die Nächte, die wir im *Noch besser Leben* verbringen, einer Kneipe, in der sie viel mehr Zeit verschwendet als ich! Aenne hat Angst, ich könnte ihr die Wirklichkeit stehlen, seit wir wissen, dass mein Manuskript vor ihrem erscheinen wird. Schreib doch über dein *eigenes* Leben!, verlangt sie. Aber Aenne, liebe Aenne. Das *tue* ich doch! Das ist doch mein Leben, mit dir!

Aenne, die eigentlich anders heißt und ausgewählte Sätze im Gespräch jetzt mit *Aenne sagt* einleitet, um mich auf ihre Verwertbarkeit hinzuweisen. Seit sie weiß, dass ich über uns schreibe, sitzen wir als Figuren am Tisch. Wir trinken unser Bier als Figuren und sprechen in Selbstzitaten, als wäre alles schon einmal gesagt, seit wir wissen, dass ich es aufschreiben werde. Wenn Aenne sich Aenne nennt, dann schreibt sie über sich selbst. Sie gestaltet das Bild, das sie abgeben will, um nicht länger bloß jemand zu sein, der vegane Geburtstagskuchen backt und die Kinder der Nachbarn auf einer Krabbeldecke versammelt. Ich finde das legitim, es ist ihr gutes Recht, selbst zu entscheiden, wer sie in diesem Text sein will. Nur nicht vorkommen, das wird sie nicht!

Tien findet, ich sollte das Manuskript mal vergessen. Also gehen wir tanzen. Sie schleppt mich in einen Club, in dem ich noch nie war, und es gefällt mir, durch die Gänge der alten Fabrik zu schwimmen und mich im Strom der Menge zu reiben. Alles ist in Bewegung, ich zerfließe, und jemand klebt an meinem Rücken. Wir stehen in der Kloschlange, die endlos lang ist, weil die Drogen alle Kabinen besetzt halten, und ein Mädchen vor mir lässt mir den Vortritt, weil ich tatsächlich nur pinkeln will. Tien ist verschwunden. Ich suche nach ihr. Ein nackter Mann mit Stierkopf lehnt an der Wand. Er wirkt völlig unbeteiligt, starr und maskenhaft wie sein Minotaurengesicht. Er tut mir ein bisschen leid. Tien wartet in der Sonne auf mich. Sie blinzelt in den Morgen und fragt, ob der Stiermann denn Schuhe anhatte. Habe ich nicht drauf geachtet. Wir gehen zum Ausgang, wo es Obsthäppchen gibt.

Ich suche nach diesem Essay von Ursula Krechel, in dem es um einen Schrank in ihrem Besitz geht, der einmal Gudrun Ensslin gehört haben soll. Gudrun Ensslin wiederum habe den Schrank von Ingeborg Bachmann erhalten, und jede der drei Frauen lackierte den Schrank in einer anderen Farbe. Blau, weiß und rot, bis irgendwann die Schichten des Lacks abplatzten und die Geschichte freilegten. Erst durch das Bild des lackierten Schranks wird mir klar, dass der Begriff der *Geschichte* vom *Geschichteten* abstammt. Manchmal fühle ich mich so dumm. Ich suche nach einem Absatz, in dem die Krechel über die Bachmann schreibt, dass diese in Berlin gerne tanzen gegangen sei. Mit den jungen Leuten um Gudrun Ensslin, obwohl die Bachmann damals schon Ende dreißig war. Ich denke: Immerhin ist sie tanzen gegangen. Auch wenn sie damals schon alt war, viel älter als ich, gemessen an der Absolutheit des Alters, das ihr keine zehn Jahre mehr zugestand. Obwohl, wer weiß. Wer tanzt, der stirbt nicht, auch wenn ihm der Tod schon am Rücken klebt. Es fühlt sich nicht danach an, als müsste man erst halb verbrennen, um gerade noch rechtzeitig gefunden zu werden und am Entzug seiner Barbiturate zu sterben. Wenn ich tanzen gehe, denke ich nicht ans Sterben auf Raten, den Wortstamm der Geschichte oder den Lack auf einem Schrank, der in den Farben der Tricolore absplittert.

Es schneit, endlich schneit es da draußen. Ich bin im Verlag, und es ist angenehm warm. Die Fahrt war seltsam zeitlos, weil die Landschaft vor dem Fenster wie ein einziger, langer Moment unter der geschlossenen Schneedecke lag. Meine Lektorin überlegt, ob das Manuskript einen Gattungsbegriff braucht. Sie glaubt, *Roman* würde den Leser verwirren. Ich möchte nicht unhöflich sein, beim ersten

Treffen, aber ich finde, ein bisschen Verwirrung kann der Leser ertragen. Ich finde es zumutbar, dass der Leser sich nicht völlig sicher sein kann, welche Farbe mein Schamhaar hat, wie es im Bauchraum meiner Mutter aussieht, auf welche Weise ich mit Vadim zusammenlebe und welche Dummheiten ich anstelle, um den inneren Druck loszuwerden. Ich glaube, dass der Leser das aushalten wird. Und vielleicht – dürfte er sich sogar fragen – ist sie in echt nicht einmal depressiv? Sie *muss* echt depressiv sein!, findet meine Lektorin. Wieso sollte man das Buch denn sonst lesen? Ich mache ihr einen Vorschlag: Wir könnten sie sterben lassen. Sie oder Vadim. Meine Lektorin nickt, daran hatte sie auch schon gedacht. Sie führt ihren Stift an den Mund und hat dann eine bessere Idee: Wir könnten sagen, dass erst das Buch ihr weiterzuleben ermöglicht! Das ist gut, sage ich. Meine Lektorin macht sich ein paar Notizen, und ich schlage ihr vor, bereits im Roman die Antworten auf ein paar Fragen zu liefern, die man unwillkürlich provoziert. Ich habe ein bisschen Angst davor, wie das sonst auf Lesungen wird.

- Frage: Wie viel Prozent Ihrer Geschichte haben Sie selbst erlebt?
- Antwort: Zweiundsechzig Prozent. Vielleicht auch dreiundsechzig Prozent.

Sie findet das nicht so gut, das ist ihr zu meta. Ich halte dagegen: Alle Dialoge in diesem Buch sind erfunden. Alle Gedanken in diesem Buch sind erdacht. Der Sex in diesem

Buch ist phantastisch. Ich möchte nicht sterben, sondern hundert Jahre alt werden. Selbstverständlich habe ich niemals Affen gefilmt (wohl aber mit Primaten gearbeitet). Und in Wirklichkeit haben sie und ich schon einmal ein Buch zusammen gemacht. In Wirklichkeit bin ich eine erfolgreiche Schriftstellerin. Mein erster Roman war ein Riesenerfolg, die Zahlen sind durch die Decke gegangen – alles ist möglich, solange es hier steht! Vielleicht bin ich nicht mal depressiv. Schließlich habe ich noch viel zu viel Spaß am Leben, und wie real ist die Angst, die keinen Gegenstand hat? Wie real sind die Zweifel, wie begründet der Selbsthass, wie vernünftig der Wahnsinn, wenn all das auf Enzymen basiert? Was bezeichnet die Gattung *Roman*? Meine Lektorin atmet tief ein. Ich halte ebenfalls die Luft an. Sie zeigt auf die Narbe an meiner Schläfe. Aber die Narbe, sagt sie, die Narbe ist echt! Wir einigen uns auf ein Autorenporträt, auf dem die Narbe an der Schläfe zu sehen ist.

Die Flüchtlinge sind jetzt überall, sogar im Dorf meiner Eltern. Meine Mutter nimmt sich vor, die Familie zu besuchen, die in das leerstehende Haus an der Hauptstraße gezogen ist. Sie will ihnen Weihnachtsplätzchen und alte Handys schenken. Aber erst, wenn es dunkel ist, damit sie nicht von den Nachbarn gesehen wird.

Immer morgens sammeln sich vor meinem Fenster die Kindergartenkinder in Zweierreihen. Sie tragen Warnwesten, bunte Kapuzen und sind so tapsig, dass es unmöglich ist, bei ihrem Anblick nicht weich zu werden. Später kommen die Jungs mit den Sporttaschen aus der Turnhalle. Sie brüllen ein bisschen herum, wirken linkisch wie Affen mit ihren überlangen Gliedmaßen und müssen etwa elf Jahre alt sein. Bei ihrem Anblick beruhigt sich mein Kinderwunsch. In diesem Alter müssen sie zu stinken beginnen.

Mein Therapeut sieht es so: Das Identitätsprojekt sei ein lebenslanger Prozess. Kein Grund, sich deshalb pubertär zu fühlen. Identitätsarbeit gleicht dem Umbau eines Schiffes auf hoher See. Kein Grund also, nicht ab und zu seekrank zu werden. Was will er mir damit sagen? Dass jetzt das große Kotzen beginnt? Er hat mich schon mal mehr motiviert.

Suska warnt mich noch einmal vor der Veröffentlichung: Weißt du wirklich, worauf du dich da einlässt? Ich argumentiere mit dem Vorschuss, den ich bereits eingesackt habe. Suska teilt meine Meinung nicht, dass ich durch das Buch unantastbar bin. Sie glaubt nicht an den Schutz durch Selbstentblößung. Mein Therapeut glaubt, dass das Buch mir letztlich guttun wird: Einmal ausgesprochen, könne ich nicht einfach so weitermachen. Mit dem Herumtreiben, den Abstürzen in aller Beiläufigkeit, den Überraschungsmomenten, wenn die Herzen sich öffnen, weil offenbar wird, dass ich zu den Verlorenen zähle. Mein regenglänzendes Haar, die Gier nach der Welt und die Schwierigkeit, mit ihr in Kontakt zu treten: All das wird immer schon sichtbar sein. Niemand wird das Spiel mit mir spielen wollen. Meiner Lektorin gefällt diese Deutung. Daraus ließe sich doch etwas machen! Das Schreiben, das sie vor dem Abgrund bewahrt. Wir haben uns angewöhnt, *sie* zu sagen, wenn wir von der Erzählerin sprechen.

Heute ist der große Tag! Vadim weckt mich etwas früher als sonst. Es ist ein ganz normaler Tag. Ein Tag wie jeder andere, an dem ich meine Tabletten vergesse, nur dass es heute mit Absicht geschieht. Ich verlasse mich auf die Depotwirkung. Es wird dauern, bis ich etwas spüre.

Marcella hat den Jungverleger noch einmal getroffen. Diesmal seien sie auf Kinder zu sprechen gekommen – keine Ahnung, warum. Marcella hat keine Kinder. Marcella hat Angst vor einem Leben, in dem die Kinder sie vom Schreiben abhalten, und sie will keine Partnerschaft, in der die Kinder ihre Rolle festlegen. Der Jungverleger wirkt ein bisschen beleidigt, als Marcella darüber spricht. Ach komm, sagt er: Kinder sind süß! Das sei ein Schock gewesen, sagt Marcella: als ihr der Gedanke kam, dass der Jungverleger Vater sein könnte. Natürlich ist er Vater! Nun ist Marcella beleidigt. Was erlaubt der sich, Kinder zu haben? Als müsste er sich nicht entscheiden.

Unser Kinderwunsch gehört jetzt Vadims Tante. Wir haben ihn ihr geschenkt. Der Deal ist, dass wir einander in Ruhe lassen: Sie bekommt den Glauben an unseren Kinderwunsch, den wir ihr nicht länger ausreden wollen, und wir bekommen ihren Takt, ihr Verständnis dafür, dass das Thema für Vadim und mich äußerst heikel ist. Wir schweigen einvernehmlich. Ist doch toll, sagt Marcella, dass sie so mitfühlend ist!

Am nächsten Tag blute ich wieder. Vadim ist nicht da, und aus irgendeinem Grund tröstet es mich, von meiner Mutter zu hören, dass ich fast vierzig bin. Ihre Rechnung ist großzügig, aber mir hilft der Gedanke, Teil einer Familie zu sein, in der alle Frauen wie die Schweine geblutet haben, bevor sie zu alt dafür wurden. Vera bekam ihre Kinder sehr jung, das Thema ist für sie abgeschlossen, während Marcella insgeheim auf das Alter wartet, in dem die Menopause sie von der Frage erlöst, ob sie auch kinderlos vollständig sein kann – anders, als es der Begriff suggeriert.

Es ist ein Thema, dem ich nicht entkomme. Wie hältst du es mit dem Kinderwunsch? Auch die Pilatesmütter stellen mir die Gretchenfrage. Ich leere mein Glas in einem Zug und höre mich antworten: Wir können keine Kinder bekommen. Aber wir sind auch ganz zufrieden damit. Es hört sich traurig an, darauf beharren zu müssen. Ich sehe ihre Gesichter versteinern. Die Trainerin kommt dazu und will wissen, worum es geht – sie habe nur die Hälfte verstanden: Isabelle will also keine Kinder? Eine andere schüttelt den Kopf und antwortet an meiner Stelle: Doch, doch. Sie *will* Kinder. Nur noch nicht jetzt!

Seit mehr als zwei Monaten wache ich jeden Morgen mit Halsschmerzen auf. Meine Zunge ist voller kleiner Bläschen. Ich kann kaum sprechen, sitze stumm vor meinem Bildschirm und gebe *Geschlechtskrankheit im Mund* in die Suchmaske ein. Nach den ersten zwei Wörtern wird mir »Mund« bereits angeboten. Ist das ein gutes oder eher ein schlechtes Zeichen? Sicherlich eine Standardanfrage. Ein gängiger Fall von Hypochondrie. Lässt darauf schließen, rede ich mir ein, dass die Bläschen von selbst wieder verschwinden werden.

Auch nach ein paar Tagen vergesse ich noch, dass ich keine Tabletten mehr nehme. Ich vergesse auch zu essen, weil ich nicht mehr so hungrig bin. Und nur beim Aufwachen fällt mir auf, dass irgendwas anders ist, weil ich noch im Trockenen liege.

Am Abend besuche ich eine Podiumsdiskussion: *Strategien der literarischen Selbstdarstellung*. Es geht um die Konjunktur des Memoires in der Gegenwartsliteratur, um Verfahren der Selbstinszenierung, und der Autor, der zwischen einem Literaturwissenschaftler, einer Kritikerin und dem Moderator sitzt, eröffnet Einblick in seine Trickkiste: Um Personen zu schützen, müsse man nur das Geschlecht der Figuren ändern, mit denen das literarische Selbst sich umgibt.

Am nächsten Tag probiere ich es aus. Es ist nicht mehr mein Vater, es ist meine Mutter, die zum Jahreswechsel in

Rente gehen will. Es ist nicht mehr mein Vater, es ist meine Mutter, die ihr Leben lang gearbeitet hat, eine typische westdeutsche Alleinverdienerinnen-Biographie, die sie bisher darauf reduzierte, eine Familie ernähren zu müssen. All die freie Zeit, die plötzlich vor ihr liegt. Meine Mutter freut sich darauf, sie träumt davon, ab dem Frühjahr Bienen zu züchten, denn irgendetwas muss man ja tun, um die Energie zu rechtfertigen, die man verstoffwechselt. Ich leiste, also bin ich. Nach diesem Motto hat meine Mutter gelebt, und als ihr Körper nicht mehr mitleisten will und die Gürtelrose auf ihrem Rücken zu blühen beginnt, überspielt meine Mutter die Schmerzen. Sie hat gelernt, sich unverwundbar zu fühlen, zum Arzt geht sie sonst nie, und als der Arzt sie gründlich durchchecken will, findet meine Mutter das lächerlich. So viel Aufmerksamkeit. Auch das Nierenkarzinom, das schließlich entdeckt wird, ist meiner Mutter unangenehm. Wir zittern vor Angst um sie, meine Mutter macht Witze darüber, und mein Vater ruft mich jeden Tag an, weil er es kaum aushält, wie unerreichbar meine Mutter für seine Ängste ist.

Marcella erzählt mir von einer Utopie. Sie war für einen Literaturpreis nominiert und sollte im Wettlesen gegen zwei andere Autorinnen antreten. Vor der Veranstaltung schrieb sie den beiden eine Mail, in der sie vorschlug, den Gewinn untereinander zu teilen – ganz egal, wer das Preisgeld erhält. Die Siegerin könnte obendrein Ruhm und Ehre bekommen, die Veranstalter hätten ihre Show, aber keine von ihnen dreien müsste leer ausgehen. Sie könnten ihre Würde behalten und würden für ihre Lesung anständig bezahlt. Nicht mehr und nicht weniger. Was denkt ihr darüber? Ich bin fassungslos. Marcellas Idee ist so einfach, und gleichzeitig so radikal, dass man erst einmal darauf kommen muss. Die beiden anderen lehnten ab.

Der Preis der egoistischen Kreativität ist die psychische Verfasstheit des Menschen, der seiner Umwelt immer als potentieller Rivale begegnen muss, um materielle Absicherung und Anerkennung zu finden.

Eben nicht!, findet Marcella, die schließlich das Preisgeld gewann, als ironische Pointe dieser Geschichte. Sie bot es den anderen trotzdem an: für jede ein Drittel des Geldes, und die anderen lehnten noch einmal ab. Vielleicht aus Stolz, oder auch aus Angst, weil sie wussten, dass Marcellas Geste nicht großzügig war, sondern etwas, das sie verpflichtete. *Die Idee ist gut*, singe ich, *aber die Welt noch nicht bereit!*

Am Institut veranstalten meine Kollegen ein Soli-Essen – für die Flüchtlinge, die zweimal die Woche im Konferenzzimmer sitzen, um deutsche Grammatik zu lernen. Ich gehe hin, um mich mal wieder blicken zu lassen. Zu essen gibt es Reiseintopf. Die beiden Frauen, die am Deutschkurs teilnehmen, sind offenbar zu Hause geblieben, und die Männer, die zum Essen gekommen sind, sehen meist älter aus, als sie sind. Später tanzen wir zu arabischen YouTube-Videos, ein paar Mitarbeiter, ein paar Studentinnen, die arabischen Männer und ich. Wir stehen vor der Tür des Instituts, rauchen und trinken, und als das Bier alle ist, sprechen wir auf Englisch darüber, wo man um diese Uhrzeit in Deutschland noch *drinks* auftreibt. Sie lernen das Wort *Späti*, und der Mann, der sich Tony nennt, wiederholt es. Er sitzt auf den Stufen vor dem Eingang und wirkt wie ein Austauschstudent. Ein hübscher, sechsundzwanzigjähriger Mann, der mich fragt, wo man um diese Uhrzeit noch Bier herbekommt. Nichts daran ist nicht selbstverständlich.

Tony erzählt, dass er eigentlich Mohammed heißt, doch auch in Syrien immer schon Tony genannt wurde. Von Beruf ist er Schiffskapitän und will nach Hamburg. Jetzt aber sitzt er im Osten fest und wartet seit Monaten darauf, dass es weitergeht. Hamburg. Es klingt wie Casablanca, Timbuktu, ein Ort, den es vielleicht gar nicht gibt. I like your glasses, sagt Tony. Immer wieder lobt er meine Brille, er sagt, wie gut meine Brille mir steht. War er schon mal in Hamburg? Vor dem Krieg, in seinem früheren Leben als Schiffskapitän? Not yet, sagt er. Er zählt auf: Antwerpen, Rotterdam, Amsterdam. Aber nicht Hamburg – not yet. Es soll nice dort sein, hätten ihm Freunde erzählt.

Das Haar seines Freundes ist völlig grau. Der Freund wirkt weniger höflich als die anderen Männer, weniger vorsichtig und voller Wut. Er will mir nicht glauben, dass ich zehn Jahre älter als Tony bin und sieben Jahre älter als er. I am sorry, sage ich, weil er so wütend wirkt. Mein Alter beschäftigt ihn, ich sehe, wie es in ihm arbeitet: Was für ein Leben ich führen muss, von der Welt und von der Zeit abgeschnitten, sorgenfrei und konserviert. I am sorry, sage ich zu Tonys Freund mit den grauen Haaren. Es tut mir leid, I am sorry! Für ihn und für Tony, der sechsundzwanzig ist, nach Hamburg will und erst mal hier festsitzt, wo er ein Not-yet-Leben führt. I am sorry. Und dann tanzen wir zu YouTube-Videos, I really like your glasses, sagt Tony. Als er wissen will, ob ich einen husband habe, erzähle ich ihm von Vadim. My husband is a musician. But he doesn't dance! Tony schweigt, und ich fühle mich schlecht. I am sorry. Der Wütende sucht mich auf Facebook. Auf seiner Seite steht: *In this horrible senseless careless dark feeling-less cold homeless lying ugly stupid fake cruel empty metal changing train, I will keep singing Taramrum, till I reach the final resting peaceful place.*

Und dann kommt es plötzlich, mit voller Wucht. Mir ist schwindelig. Der Kopf schwillt an und will zerplatzen. Ich will ausgehen und feiern, saufen und taub sein, nicht mehr können, erschöpft sein, zerschlagen. Ich weine ständig, bloß, um den Druck loszuwerden. Eine Klammer sitzt um meinen Körper. Der Rest ist auf Anschlag. Meine Haut wird zerreißen, ich kratze mich blutig. Alles kommt mir bekannt vor, und ich frage mich, ob das für die Rückkehr der Krankheit spricht oder ob es Absetzsymptome sind. Was neu ist: Ich kann nichts mehr essen und verliere schnell an Gewicht. Ich pisse das Wasser heraus, das mein Gewebe eingelagert hatte, ich kann zusehen, wie sich der

Umfang meiner Oberarme verringert und mein Gesicht kantig wird. Am Dekolleté zeichnen sich alle Rippen ab. Meine Brüste sind leer, und meine phänotypische Jugend scheint nichts weiter gewesen zu sein als eine Nebenwirkung der Psychopharmaka. Ich versuche, Vadim nicht spüren zu lassen, dass ich schon beim Aufstehen eine Scheißlaune habe. Vadim geht mir trotzdem aus dem Weg. Er hat Angst vor mir, und das macht mich rasend. Ich will etwas zerschlagen, und wie aus dem Nichts kommt auf einmal der Umschwung. Die neue Marmelade ist köstlich. Am Nachmittag bringe ich den Müll in den Hof, wo die drei Katzenbabys aus der Dachgeschosswohnung gerade Auslauf haben. Ich spiele mit ihnen. Es beginnt zu regnen, und ich sitze im Regen und streichle drei Katzenbabys und könnte heulen, weil alles so großartig ist.

Tien hat geheiratet. Sie ist glücklich, also sprechen wir nicht über das Heiraten. Sie kennt meine Furcht, dass das Heiraten zur Verdinglichung aller Beteiligten führt. Sie weiß um meine Angst, dass man ein Möbelstück wird und in den Hausrat des anderen übergeht. Ich war schon einmal ein Möbelstück. Auf mir saß bereits einmal jemand, mich hat schon einmal jemand besessen. Noch einmal passiert mir das nicht. Tien ist so anders, beruhige ich mich, also wird es ihr anders ergehen. Tien und ihr Mann – bereits mit dem Possessivpronomen käme ich nicht klar, und trotzdem denke auch ich plötzlich noch einmal über das Heiraten nach. Vadim, der immer noch bei mir ist, obwohl kein Gesetz und kein Gelübde ihn dazu zwingen, weiß sofort, dass wir diesen Gedanken nicht ernst nehmen müssen. Mein *mimetisches Begehren* ist bloß sehr stark ausgeprägt.

Vera findet die Idee, ein Pflegekind anzunehmen, sehr ehrenhaft. Sie selbst könnte das allerdings nicht. Sie könnte ihre eigenen Kinder niemals ertragen, wenn sie nicht wüsste, dass es ihre eigenen sind. Am Abend gehen Tien und ich tanzen, und am nächsten Morgen, als die Vögel meinen Heimweg besingen, denke ich, dass ich bereits alles besitze. Das Glück der Kinderlosen und ein reines Gewissen, weil ich mir all das nicht ausgesucht habe. Es ist bloß Glück, und ich kann nichts dafür, dass kein Kind mich zur Verantwortung zwingt.

7 Die ausgesetzte Zeit

ubi leones

Irgendwo in der Nähe von Konstanz, auf dem Parkplatz eines Ryanair-Flughafens, sickert das Blut in das Polster eines Mietwagensitzes. Ich bleibe einfach sitzen. Ich habe ohnehin keinen Tampon dabei, weil es kein Blut geben darf. Mein Mann fährt und ahnt nicht, dass ich in einer Pfütze sitze. Es bleibt mein nasses Geheimnis. Er steuert den Wagen vom Parkplatz, und ich will es noch ein bisschen für mich behalten: dass es zu Ende ist und trotzdem für uns weitergehen muss. Ab jetzt gibt es nur noch uns beide. Mir wird übel. Von den Kurven, behaupte ich. Ich sehe ihn von der Seite an, und mit einem Schlag wird mir klar: noch so viele Jahre allein mit ihm. Noch so viele Jahre vor mir.

Wir haben wenig geschlafen. Der Flieger ging früh, und letzte Nacht war das Konzert: Radiohead in Dublin, sein Geburtstagsgeschenk. Darunter geht es nicht mehr, um uns lebendig zu fühlen. Die Bässe hämmern. Ist es nicht zu laut?, fragt er und berührt meinen Bauch. Er bringt mir Beck's blue von der Bar mit. Es schmeckt nicht wie Bier, ich höre der Musik zu, ich atme den Geruch von Schweiß und Adrenalin, bade im Licht aus Pink und Violett, bewege mich im Stroboskopzucken – und trotzdem könnte das Konzert auch im Fernsehen stattfinden. Wir spielen ausgelassen und leicht, ein Paar, das Augen nur für einander hat. Nichts davon stimmt. Alles, was mich betrifft, spielt sich in meinem Unterleib ab.

Die Körpermaschine geht ständig kaputt. Sie macht nicht, was ich von ihr will. Mein Körper gehört jetzt den Ärzten. Er hat sich verfügbar zu halten, präsentiert seine Öffnungen, lässt sich rechts und links in die Hüfte spritzen, immer im Wechsel. Ich bin symmetrisch von Hämatomen bedeckt. Nachts liege ich in Embryonalstellung und kann auf beiden Seiten nicht schlafen. In Verlängerung der Apparate, an die man mich anschließt, kann ich dabei zusehen, wie der Körper sich in eine Maschine verwandelt.

Als wir uns kennenlernten, war ich Anfang zwanzig. Er war doppelt so alt wie ich. Ich machte ein Praktikum bei einem Radiosender und traf ihn bei einem Pressetermin. Er gab mir ein Interview, und bevor ich wieder ins Studio fuhr, ging er vor mir auf die Knie, um mich nach meiner Nummer zu fragen. Er notierte sie in ein schwarzes Heft. Ich war höflich und antwortete ihm, ich glaubte nicht, dass er anrufen würde.

Ubi Leones, wo nichts als Löwenbestien wohnen. Die Gebiete außerhalb der bewohnten und bewohnbaren Welt.

Alles kehrt wieder, alles ist ein ewiger Zyklus. Ich blute noch immer, diesmal mit Vadim, der gegen einen Schwamm vögeln muss. Alles kehrt wieder. Aber diesmal weigere ich mich. Ich gehe nicht wieder zurück. Als wäre die Zeit immer noch ausgesetzt.

Wir treffen uns in einer Kneipe. Dort sitzt er mit einem Fuß auf der Bank. Sein Bein ist angewinkelt, seine Arme fahren durch die Luft, wenn er spricht. Ich finde es etwas albern, wie er sich vor mir windet und sich ganz in Schwarz kleidet. Ich bin froh um den Tisch zwischen uns. Etwas an ihm macht mir Angst, aber gleichzeitig zieht es mich an, vielleicht nur das Klischee, das mich reizt. Es ist wie ein Spiel. Eine Rolle, die ich anprobiere, um herauszufinden, ob sie mir steht. Ich will sehen, wie weit ich mich einlassen kann. Sein Blick saugt sich an mir fest, als könnte ihn nichts mehr von mir ablösen. An diesem Abend bin ich in seinen Besitz übergegangen.

Seine Wohnung ist fast leer. Anstelle eines Schranks benutzt er eine Alukiste. Er ist stolz darauf, wie wenig er braucht. Er trägt wieder Schwarz, seine Wohnung aber ist weiß und kahl, wie eine Einladung, belebt und gestaltet zu werden. Alles ist raus, alles ist weg: Das Leben, das bereits hinter ihm liegt, mit Frau und fast erwachsenem Kind. Nun will er ein zweites Leben, während ich meins noch vor mir habe. Er scheint mir wie eine Abkürzung. Ich beeile mich, nachzuholen, was er mir voraushat, lese mich durch die Bücher, die lose gestapelt an seinen Wänden lehnen, höre seine Schallplatten und frage ihn aus. Er weiß alles – und er weiß genau, was er will. Ich weiß fast nie, was ich will, und darum will ich ihn. Ich werde seine Schülerin. Nur im Bett hat er Angst vor mir. Er versteht es nicht: Was willst du von mir? Meine Zunge ist doppelt so alt wie du, meine Hände, mein Schwanz … Er überwindet sich, ich überwinde mich. Einander zu lieben kommt uns wie eine Mutprobe vor, der Beweis unseres eisernen Willens. Bald kann ich seine Art zu denken kopieren. Ich nehme sein Tempo an, und weil er älter wird und nicht mehr viel Zeit hat, haben wir beide keine Zeit zu verlieren. Nach wenigen Monaten heiraten wir. Niemand weiß davon, damit uns niemand davon abhalten kann. Und gleich darauf beginnen wir mit dem Kinderkriegen.

Ich habe ein zerstörtes Gesicht, schreibt Marguerite Duras. *Mit achtzehn bin ich gealtert. Ich weiß nicht, ob es allen so geht, ich habe nie gefragt. Mir ist, als hätte man mir schon von jenem Zeitschub erzählt, der einen manchmal überrascht, wenn man die jugendlichsten, die meistgefeierten Jahre des Lebens durchquert. Dieses Altern war jäh.*

Mein Gesicht altert nicht. Die ungelebten Jahre haben sich in meine Haut eingebrannt. Die angehaltene Zeit hat ihre Spuren in meinem Gesicht hinterlassen. Ich rauche, trinke, durchwache die Nächte dagegen an. Aber es hilft nichts: Mir fehlen die Jahre. Wie ausradiert stehen sie mir ins Gesicht geschrieben.

Man spritzt die Zeit einfach weg. Jede Spritze bedeutet: einen Tag weniger warten. Nicht die Spritzen sind der Feind, sondern das Warten. Das Hoffen und die Ungewissheit. Man wartet sein Leben ab, man will es hinter sich haben. Denn alles ist besser als Warten.

Das Warten auf einen Termin. Das Warten auf den Zyklusbeginn. Das Warten bei der Hausärztin, die mir beibringt, wie man sich die Spritzen setzt. Das Warten auf die Auslösespritze, die Narkose, die Follikelpunktion. Das Warten auf Erfolg oder Misserfolg; wenn man Glück hat: Embryonentransfer. Das Warten auf das Testergebnis, wenn das Blut nicht schon vorher fließt. Wir warten im Wartesaal der Klinik, wo man sich schämt, von den anderen gesehen zu werden. Dabei warten auch sie. Wir alle sind gleich, weil wir warten; wir warten, denn wir haben versagt. Das türkische Paar. Die Frau des bulligen Kerls, der kaum auf den Stuhl passt. Die Akademikerin mit randloser Brille. Was zwingt uns dazu? Wo kommt er her, dieser gewalttätige Wunsch nach einem leiblichen Kind, der mit der Enteignung des Körpers beginnt?

Es gibt eine Auslösespritze, am Abend vor der OP. Sie leitet den Eisprung ein, eine Spritze, die entscheidet: Es ist so weit. Die Zeit ist reif. Meine Follikel sind es nicht, sagen die Ärzte nach der OP.

Danach sitzen wir beide im Auto. Ich will nach Hause, aber er fährt nicht los. Er sagt, dass er froh ist, weil auch mein Körper an seinen Aufgaben scheitert. Das heißt, es liege nicht nur an ihm. Ich sehe ihn an, was soll daran gut sein, was redet er da? Ob ich mir sicher sei, fragt er, dass ich nicht doch einmal Chlamydien hatte? Was soll das? Er weiß, dass sie mich durchgecheckt haben! Dann zählt er meine Exfreunde auf. Er soll damit aufhören, bitte, hör damit auf! Ich sitze neben ihm und heule. Später schlage ich auf ihn ein, er soll still sein! Er hält sich am Lenkrad fest und blickt stur geradeaus. Sieh mich an! Er schafft es erst, als wir zu Hause sind. Ich krieche ins Bett, und er versucht, zu erklären: Wenn es nicht nur an ihm liegt, dann muss ich mich nicht von ihm trennen. Ich habe nicht vor, mich von dir zu trennen! Er antwortet nur: Du wirst schon sehen!

Im Abschlussbericht der Klinik lese ich den Satz: *Das Ehepaar möchte nun von weiteren Stimulationsversuchen zunächst Abstand nehmen.* – *Nun* und *zunächst*. Selbst der Abschlussbericht glaubt nicht an Endgültigkeit.

Geheiratet haben wir in Rom, der Ewigen Stadt. Symbole sind ihm wichtig, und am Abend vor der Hochzeit gingen wir gemeinsam durch die Unterführung am Bahnhof Termini, wo zwei Backpackerinnen mit ihrem Gepäck saßen. Sie waren etwa in meinem Alter, und plötzlich packte mich die Angst, nie wieder wie sie zu sein, wenn ich am nächsten Tag heiraten würde. Ich fragte ihn: Werde ich trotzdem noch hier sitzen, mit meinem Rucksack und neben Livia, ohne zu wissen, wohin es geht oder wann wir zurückkommen werden? Er wurde wütend, so hatte ich ihn bisher nie erlebt. Wir stritten noch, als wir ins Hotel kamen. Wir stritten die halbe Nacht, bis wir irgendwann erschöpft in den Schlaf fielen, und am nächsten Morgen, als er im Bad verschwand, rannte ich auf die Straße, um mir Zigaretten zu kaufen. Dabei hatte ich ihm versprochen, es aufzugeben: mein Hochzeitsgeschenk, schließlich wollten wir beide ein Kind. Ich rauchte drei Zigaretten, noch an den Tabacchi gelehnt. Danach warf ich die Packung weg und ging zurück ins Hotel. Er war noch im Bad, und in Gedanken kehre ich immer wieder nach Rom zurück, ich stehe im Spalt der offenen Tür oder bin kurz Zigaretten holen, das alte Bild, aus dem ich nicht wieder auftauchen werde. Ich lasse alles zurück, rufe mir ein Taxi zum Bahnhof Termini und steige in den erstbesten Zug. Immer wieder träume ich von dieser Flucht. Stattdessen fuhren wir zur Chiesa di Santa Maria in Tempulo, wo die Dolmetscherin und die gekauften Trauzeuginnen, alle festlicher gekleidet als wir, bereits auf uns warteten. Der Anlass unseres Streits: Er war sich sicher, dass ich meine Jugend in Zukunft immer gegen ihn ausspielen würde.

Sie sind noch so jung, sagt die Ärztin, als wir mit den Spritzen beginnen. Da bin ich dreiundzwanzig. Diese Zahl soll mir Mut machen. Dreiundzwanzig. Ich höre das Mitleid in ihrer Stimme.

Der Widerstand meines Körpers, sich in einen Brutkasten verwandeln zu lassen. Sie ernten die Eizellen, die einfach nicht reif werden wollen. Die Behauptung meines Körpers, nicht reif für diesen Eingriff zu sein. Aber wann wäre man jemals bereit?

In der zweiten Zyklushälfte setze ich die Gelbkörperspritzen, damit der Embryo sich einnisten kann. Ich lese mir Fachwissen an. Leicht übergewichtige Frauen haben, statistisch betrachtet, erhöhte Chancen, schwanger zu werden. Ich zwinge mich zu essen, ein Nest aus Marzipan und Schokolade, aber ich werde weder dicker noch schwanger. Kein Embryo hält sich in mir. Alles fällt aus mir heraus. Alles weigert sich, mit mir zu verwachsen.

Über die Schmerzen sprechen wir nicht. Bei der ersten Follikelpunktion, bei der die Haut der Scheide durchstochen wird, bin ich nur leicht sediert. Sie müssen mich im Gynäkologenstuhl festhalten. Bei allen weiteren Versuchen will ich die Vollnarkose. Der Medikamentencocktail der Anästhesie, der kurze Rausch, bevor das Bewusstsein wegkippt, ist einer der seltenen Momente des Glücks.

Haben wir auch genug getan? Haben wir wirklich alles versucht? Ich bin eine defekte Maschine. Als wir anfingen, war ich noch gesund.

Das Warten ist ausschließlich. Es lässt keinen anderen Gedanken zu. Es gibt so viele Tabus. Tabu ist die Freundin, die plötzlich schwanger wird. Tabu ist ihre Freude darüber, ihre Vorstellung, dass ich mich mit ihr freuen kann. Tabu ist, wie verbittert ich bin. Tabu ist, dass sie Angst vor mir hat. Wir gehen uns aus dem Weg: Ich bin zynisch geworden, ein Tier, das jederzeit zuschnappen kann. Ich nehme es ihr übel, dass sie mich dazu macht. Wir sprechen nicht darüber. Erst Jahre später nähern wir uns wieder an.

Meine Mutter schickt mich zu einer Koreanerin, die reinste Wunder vollbringt, indem sie einem die Füße massiert. Sie muss nur am Fuß auf die richtigen Stellen drücken, und schon ist der Körper bereit, ein Kind zu gebären. Die Koreanerin massiert mir stundenlang die Füße. Alles hart, sagt sie. Dann verkauft sie mir einen Tee, der so teuer ist und derart widerlich schmeckt, dass ich wirklich noch einmal Hoffnung schöpfe.

Wir sollen in Urlaub fahren und uns entspannen. Fahrt doch mal in Urlaub! Entspannt euch doch mal! Ich will mich nicht entspannen. Ich will mein Studium abschließen, und ich will meinen Abschluss mit Auszeichnung machen. Mein Körper gehört mir nicht mehr. Er kriegt nicht hin, was jeder fickende Depp einfach kann. Alles was ich bin, hängt plötzlich von den Prüfungen ab. Je öfter ich blute, desto mehr muss ich wissen. Ich rede um mein Leben, schreibe Klausuren, die mich selbst beeindrucken, erhalte die Bestnote für meine Abschlussarbeit, bekomme ein Stipendium und beginne zu promovieren. Alles, was oberhalb meiner Brüste passiert, gehört immer noch mir. Wir schaffen uns eine Katze an, und manchmal sehe ich noch das blöde Gesicht des Professors vor mir, der mich als Gutachter für das Stipendium nach meinem Kinderwunsch fragt. Wir können keine Kinder bekommen. Ich schlage ihm diesen Satz ins Gesicht. Er räusperte sich. Es ist ihm sichtlich unangenehm. Er wird ein positives Gutachten schreiben.

Wann ist es genug? Wann ist es der letzte Versuch? Wenn man kein Geld mehr hat? Wenn die Freunde immer weniger werden? Oder erst, wenn man selbst nicht mehr kann?

Meine Mutter findet es unmenschlich, wozu ich mich zwinge. Meine Sturheit hätte ich von meinem Vater geerbt. Den Glauben daran, dass man alles erreichen kann, wenn man nur genug leistet. Meine Mutter appelliert an meine Schwäche. Gib auf! Ich aber frage mich: Strenge ich mich nicht genug an? Wie dumm wäre es, aufzuhören, und wie klug wäre es, weiterzumachen? Bin ich das schwache Kind meiner Mutter oder die scheiternde Tochter des Vaters? Wir können nicht aufhören, noch nicht. Wenn wir jetzt aufhören, ist alles umsonst gewesen.

Seine Eifersucht wird immer schlimmer. Wir streiten uns jeden Tag. Wenn es besonders schlimm war, schenkt er mir Schmuck. Ich mache fast keinen Schritt mehr allein. Einmal holt er mich von der Bibliothek ab. Mein Handy war ausgeschaltet, er konnte mich nicht erreichen, und auf der Fahrt nach Hause schreien wir uns an. Ich lasse das Autofenster herunter und werfe mein Handy aus dem fahrenden Wagen. Er tritt auf die Bremse. Hinter uns hupt jemand. Jetzt bist du wirklich übergeschnappt!

Ich weiß, dass wir uns trennen sollten. Wir wissen es beide, wir sind es uns schuldig, bevor an Achtung füreinander nichts übrig ist. Von uns selbst ist schon längst nichts mehr übrig. Woran halten wir noch fest? In Gedanken packe ich so oft meine Tasche. In der Realität gelingt es mir nicht.

Sie müssen Ihren Frieden damit machen, sagt mein Therapeut. Ohne ihn wären Sie heute nicht hier. Ich bin mir nicht sicher, ob das so schlimm wäre.

Nur unterwegs geht es uns besser. Wir reisen durch Kuba und Vietnam, besuchen Konzerte in New York und Paris, verbringen den Winter am Roten Meer und führen ein Leben, das weit über unseren Verhältnissen liegt. Wir betrügen uns selbst und lenken uns ab. Trotzdem spüren wir nichts. Und schließlich streiten wir doch. Meist über Geld.

Nach jedem Streit fällt er vor mir auf die Knie. Es soll noch einmal von vorne beginnen, wie alles mit einem Kniefall begann. Ich zerre an ihm, damit er aufsteht. Er bewegt sich nicht, und ich kauere mich zu ihm, bis wir schließlich beide am Boden liegen.

Alle sehen es. Unser Freundeskreis, der Angst um uns hat. Unser Freundeskreis, der Angst vor uns hat. Meine Freundinnen, die es ängstigt, wie sehr ich mich unter Kontrolle habe. Livia, die mich für einen Roboter hält. Unser Freundeskreis, der bald nur noch aus lesbischen Paaren besteht, weil er in meiner Nähe keine fremden Männer erträgt.

Er fällt auf die Knie. An Silvester fahren wir nach Venedig. Ich rauche, während wir uns das Feuerwerk ansehen, und auf dem Rückweg zum Hotel spricht er nicht mehr. Erst am nächsten Morgen erfahre ich, was er mir vorwirft: Ich habe rauchend unerreichbar gewirkt. Sein Gesicht ist versteinert, seine Stimme scharf. Ich versuche ihn zu umarmen, aber er stößt mich weg, wie ich ihn rauchend zurückgewiesen hätte. Seine Eifersucht wird allumfassend, unser einziger Lebensinhalt. Sie trifft die Stille, die Gedanken, das Glück, sie macht vor nichts halt, wofür er nicht verantwortlich ist.

Er schenkt mir Bücher und Schmuck. Nur das Schreiben, das mir wichtig ist, wird nicht zum Gegenstand seiner Eifersucht. Wir fahren weit, um uns Lesungen anzuhören. Er unterstützt mich, wo er kann. Er hat diese Vorstellung von mir als dekorierter Schriftstellerin.

Meine Hand, die er nicht halten möchte, weil ich sie wieder zurückziehen könnte.

Das Leben wird immer kleiner. Es wird immer enger um uns beide im Zentrum geschnürt. Ich verstecke mich in seinem Schatten. Ich lerne, mich auszublenden, während ich neben ihm sitze.

Dann begegnet mir der Buchmessenmann. Plötzlich gibt es mich wieder. Wir schreiben und verabreden uns in der nächstgrößeren Stadt. Dort gehen wir spazieren, es ist das zweite Mal, dass wir uns sehen, und ich erzähle ihm davon, dass am Bahnhof, in einem Schließfach, eine gepackte Reisetasche liegt. Ich habe vor, meinen Mann zu verlassen. Er überredet mich, wieder zurückzufahren. Ich hole meine Tasche aus dem Schließfach und nehme sie mit nach Hause. Auspacken will ich sie nicht. Am nächsten Tag breche ich auf.

Nach meinem Auszug schenkt er mir einen Wasserkocher. Mit Temperaturregler, praktisch für Babynahrung, schreibt er dazu, wenn du deinen Stecher gefunden hast! Ich beschließe, ihn nicht zu enttäuschen. Nach der Trennung gehe ich auf große Vögeltour – mit dem Buchmessenmann ist es nichts geworden –, ich ziehe weit weg, wechsle die Männer und ein paar Mal die Handynummer, archiviere alle Mails, die er mir schreibt. Wir werden geschieden, jetzt dürfen wir uns endlich hassen.

Und dann lerne ich Vadim kennen. Wir verlieben uns sofort. Noch im selben Sommer berichtet er mir, dass er wohl nie ein Kind mit mir zeugen wird. Ein Leistenbruch, als er ein Junge war. Das ist mir egal. Ich will Vadim. Ich will nie wieder ein Möbelstück sein. Und nie wieder über Kinder nachdenken.

8 Winter, noch immer

Dieser Winter nimmt einfach kein Ende. Er dauert schon ewig. Dabei war noch nicht einmal Weihnachten.

Auch nach sechs Wochen habe ich noch Absetzsymptome. Ich bin nicht mehr so gereizt, aber ich spüre noch den Druck in den Ohren, die kribbelnden, taub werdenden Schultern, die Ausdehnung der Umbauarbeiten. Ich bin so müde, dass ich selbst die wenigen Tageslichtstunden verschlafe. Bald kommen die Feiertage. Weihnachten will ich schlafend verbringen, und mein Handy ist meistens auf stumm geschaltet. Mein Therapeut hat angerufen. Er fragt, wo ich denn war. Es war meine letzte Sitzung, und ich habe sie verschlafen. Wir einigen uns darauf, dass ich den Termin im nächsten Jahr nachholen kann. Ich hoffe, dass er nicht mit einem Sekt auf mich gewartet hat.

Dann fahre ich doch zu meinen Eltern, wie jedes Jahr. Und wie jedes Jahr treffe ich am Abend des ersten Feiertags meine Schulfreunde. Wir sind die Übriggebliebenen, und wir gehen ins *Rien ne vas plus*. Habt ihr denn alle keine Familien?, fragt die Kellnerin. Ich finde es fragwürdig, mich so was fragen lassen zu müssen. Und ich finde es seltsam, dass alle Kneipen, die in meinem Leben eine Rolle spielen, diese eigenartig sprechenden Namen haben.

Über Silvester fahren Vadim und ich zu Livia. Sie hat keine Familie. Livia sagt, ihre Familie sind wir, ihre Freunde, ihre Freundin, mit der sie zusammenlebt. Livia kocht gern für andere, sie gibt Unsummen für Geburtstagsgeschenke aus, reist ständig umher, um irgendwem einen Besuch abzustatten, und kümmert sich um die Rettung der Welt, die am Plastikmüll zu ersticken droht. Livia ist Studienrätin, sie bringt Kindern bei, bessere Menschen zu werden, kennt alle Vogelstimmen und kocht Marmelade ein, von der sie mir ein paar Gläser mitgeben würde, hätte meine Großmutter mich nicht bereits eingedeckt. Livia ist der aufmerksamste, fürsorglichste Mensch, den ich kenne. Und trotzdem hatte sie nie einen Kinderwunsch. Kinder interessieren sie erst, wenn sie mit ihnen ein Gespräch führen kann. Wer Livia über Kleinkinder sprechen hört, voller Unverständnis, manchmal sogar mit Missmut, der muss ihre Entscheidung, niemals Mutter zu werden, für reif und verantwortlich halten. Livia hadert trotzdem mit sich. Sie weiß, wer sie ist und dass sie nur ohne Kind glücklich sein wird. Doch so sehr sich andere Frauen ein Kind wünschen, so sehr wünscht sich Livia, diesen Wunsch zu verspüren.

Und dann blute ich wieder. Ich wache nachts auf und liege in Fetzen. Mein Körper endet am Unterleib, wo der Schmerz meine Beine gefressen hat. Alles, was nicht

Schmerz ist, ist taub. Ich zwinge mich, aufzustehen und das Kirschkernkissen in die Mikrowelle zu legen. Ich muss mich an den Wänden festhalten, ich traue meinen Beinen nicht mehr. Tiens Ratschlag fällt mir ein: Gegen solche Krämpfe helfe nur Masturbieren. Neben mir liegt Vadim. Er atmet regelmäßig, und ich taste mich in die tauben Regionen vor. Es gibt nichts, was mir gerade absurder erschiene, als den Schmerz nach meiner Lust zu durchwühlen. Ich zwinge mich, leise zu sein. Es ist harte Arbeit, doch für eine halbe Stunde, bevor die Schmerzen mich erneut überrollen, fühle ich mich ein wenig befreit.

An Vadims Geburtstag gehen wir essen. Wir wollen einen Gutschein einlösen, in einem orientalischen Restaurant, das uns ohne Gutschein zu teuer wäre. Beim Hereinkommen sind wir enttäuscht: Es hat den Charme einer Dönerbude, zu eng bestuhlt ist es auch, wieso sind wir nicht gleich zu Alfredo gegangen? Das Geschwafel des Mannes am Nebentisch, dessen Aftershave ich aufdringlich finde, lässt sich nicht ausblenden. Er ist Arzt, wie wir bald schon erfahren werden, und lebt erst seit kur zem in dieser Stadt. Gegenüber seiner Begleitung stellt er mit Verwunderung fest, dass es hier ein Publikum für gehobene orientalische Küche gibt. Hier im Osten, ergänzen wir in Gedanken. Wo die Leute doch so wenig verdienen! Dann erzählt er ihr von seiner Gehaltsverhandlung am hiesigen Klinikum. Hundertachtzig, sagt er. Plus die drei Nullen natürlich. Selbstverständlich seien sie erst einmal schockiert gewesen. In dieser Stadt, wo man nicht so viel erwarten könne. Doch er verdiene nun einmal, was er verdiene. Ich drehe mich weg. Vadim küsst meine Hände und zwinkert mir zu: Was wir beide tun, ist eben nichts wert! Genau, sage ich, nullkommanull, plus die drei Nullen natürlich! Als der Wirt zum Kassieren kommt, lege ich mit Grandezza den Gutschein vor. Er will ihn nicht annehmen, weil wir ihn nicht schon bei der Bestellung vorgezeigt hätten. Ich diskutiere ein wenig mit ihm, lauter als nötig, damit der Mann am Nebentisch es auch hört. Er soll ruhig sehen, in welcher Gesellschaft er gelandet ist. Wir gehen nach Hause und beschließen, nie wiederzukommen. Trotzdem fühle ich mich noch lange gedemütigt. Mit meinem wertlosen Gutschein und einem Bein in der Gosse.

Du bist so ein schöner Mensch, sagt Vadim beim Frühstück. Aber deine Handschrift ist so hässlich wie kaum etwas! Das muss in der Familie liegen. Es geht um die Marmeladengläser, die meine Großmutter mir an Weihnachten eingepackt hat. Es geht um die Zeichen auf dem Etikett, die Vadim ein Rätsel bleiben. Er glaubt, eine Acht und eine Elf zu entziffern, das Datum, an dem die Gläser befüllt worden sind. Ich tippe auf ein B und ein H, was Brombeere und Himbeere bedeuten könnte. Mag sein, sagt Vadim, der in dieser Schrift eine Abstammungslinie erkennt: Ihr beide gebt euch einfach keine Mühe, von der Welt verstanden zu werden! Überhaupt findet er, dass meine Großmutter und ich uns sehr ähnlich sind.

Aber dann versteht die Welt endlich Vadim. Er bekommt einen Förderpreis für Komposition. Auf der Preisverleihung spricht der Minister über Strukturen der Kulturförderung und ein neues Stipendium, das das Land an junge Künstler vergibt: ein halbes Jahr mietfreies Wohnen in einem Einzimmerapartment plus monatlich siebenhundert Euro Pauschale. Für ein unbelastetes, sorgloses Arbeiten! Der Saal applaudiert, und ich verstehe die Welt nicht mehr und würde den Minister gerne fragen, wie er sich so ein sorgloses Leben vorstellt, von siebenhundert Euro, wenn man zu Hause trotzdem Miete bezahlt und fern von allen Nebenjobs in der Künstlerresidenz lebt. Siebenhundert Euro – käme er damit hin? Okay, als Minister vielleicht. Aber Vadim muss sich noch rentenversichern!

Marcella ist schon wieder krank. Erst Erkältung, dann Magen. Die Angst macht sie krank, die Unsicherheit, die mit jedem Buch von vorne beginne. Dass die Zeit vergeht, erkenne sie bloß daran, dass ihr Geld immer weniger wird. Marcella denkt darüber nach, das Schreiben ganz aufzugeben, um dem Druck nicht mehr standhalten zu müssen. Marcella, die mehr erreicht hat als wir alle zusammen, die nie etwas anderes wollte und viel mehr zu verlieren hat. Sie wirkt müde. Ich vermisse ihren Witz, der nur manchmal noch durchscheint: Sie würde jetzt alles machen für Geld. Ohne Geld will sie gar nichts mehr machen. Das wird ihr neuer Wahlspruch, das stickt sie sich aufs Kissen, damit sie es nie mehr vergisst! Sie rät mir, mich gut mit meinen Affen zu stellen.

Dann habe auch ich Geburtstag. Vadim und ich frühstücken ausgiebig zusammen. In der Zeitung lese ich ein Interview mit einer Scheidungsanwältin: Die meisten Ehen scheitern am zweiten Kind. Vadim kocht Tee, und ich lese ihm vor. Er freut sich, denn inzwischen freuen wir uns immer, wenn wir etwas hören, das gegen Kinder spricht. Warte, sage ich und lese weiter, denn auch kinderlose Ehen werden geschieden: *Sie haben sich geeinigt, auf Kinder zu verzichten, um sich einander widmen zu können.* Und dann trennen sie sich, und er, Mitte fünfzig, bekommt ein Kind mit einer Jüngeren. Das wird dann sehr schmutzig. Vadim stellt den Wasserkocher ab. Wenn du ein Kind willst, dann kriegen wir eins!, sagt er. Ich umarme seine Hüfte, drücke meinen Kopf gegen seinen Bauch und gucke nach unten: Wie denn? Vadim streichelt mir über den Kopf: Heute koch' ich, sagt er, morgen back' ich, und übermorgen hole ich der Königin ein Kind! Ich lese weiter vor: *Gerade die, die sehr verliebt waren und eine sehr innige sexuelle Beziehung hatten, sind nachher besonders bösartig zueinander.* Wir versprechen uns, dass es zwischen uns besonders bösartig enden würde.

Mein Freund Raik wünscht sich heute, dass seine Eltern für immer allein geblieben wären, ohne ihn und ohne einander. Vor dreißig Jahren verließ seine Mutter die Familie. Raik war damals neun, er blieb bei seinem Vater und hasste die Mutter. Dreißig Jahre lang hatten die beiden keinen Kontakt. Dann traf sich Raik mit seiner Mutter, und in einem Nebensatz erzählt er mir davon, was er von seiner

Mutter erfahren habe: Dass es ihn gibt, sei das Ergebnis einer Vergewaltigung. Raik leitet die Geschichte mit den Worten ein: Wie meine Eltern sich kennengelernt haben.

Ich sehne mich nach der Heilung der Welt. Ich sehne mich nach dem Guten und Schönen. Ich brauche etwas Schönes, um das Kapitel nicht so enden zu lassen. Ich gebe *Etwas Schönes* bei Google ein. Die folgenden Bilder erscheinen:

Zwei Meerschweinchen in einer Teetasse.

Ein Schneemann in Hasenform.

Ein Foto von *Danii beim Grillen.*

Ein lückenlos tätowierter Frauenrücken auf einer Festivalwiese.

Ein abgerissenes, blutendes Bein im Maul eines Hais.

Eine Katze, die mit einem Kissen spielt.

Zwei sonnenbadende Erdmännchen.

Zwei schnäbelnde Papageien.

Ein Korb voller Blumen in der Meeresbrandung.

Ein aufgeblähter Kugelfisch.

Eine Anzeige, die für ein Zuglufttier wirbt, das man vor Türritzen schiebt.

Ein Dalmatinerwelpe, der sich an eine Plüschkuh schmiegt.

9 Frühling

In einer US-Studie heißt es, *dass Männer und Frauen zwar ein Jahr vor der Geburt und im ersten Lebensjahr des Kindes einen Glücksanstieg erfahren. Nach einem Jahr relativiert der Wert sich allerdings wieder und ist schon im vierten Jahr wieder so tief wie vor der Geburt. Vor allem Frauen sind zunehmend ernüchtert.*

Vadim schimpft, weil man so was nicht googeln darf. Das sei wie Krankheiten googeln, wo am Ende immer nur steht, dass man stirbt. Am Ende habe man immer Krebs. Aber stimmt das denn nicht? Stirbt man denn am Ende nicht immer? Kommt am Ende nicht immer der Krebs? Und davor kommen Kinder, und ohne den Kinderwunsch, diesen miesen Trick der Evolution, bliebe uns nur noch der Tod. Kinder kriegen, darauf einigen wir uns, muss so ähnlich sein wie Kapitalismus: Die meisten Eltern sind unglücklich. Alle wissen darum, aber jeder für sich glaubt, es packen zu können. Und wer es nicht packt, ist halt selbst der Idiot.

Wie würde es sich anfühlen, in einer Welt zu Hause zu sein, in der ein dreijähriges Bewusstsein regiert? Wie sähe unser Tagesablauf aus, und welchen Inhalt hätten unsere Gespräche, wenn ein fünfjähriges Bewusstsein darüber bestimmen würde? Das geht vorbei, versichern mir die Pilatesmütter. Aber wollen wir ein Leben führen, um es möglichst schnell vorbeigehen zu lassen und wieder dahin zu kommen, wo wir jetzt sind? Aber da kommt ihr doch nie wieder hin! Die Elternschaft verändert alles, versprechen die Pilatesmütter. Man kann es sich nicht vorstellen. Das sagen sie alle. *Alle* Eltern können sich darauf einigen. Für mich ist es ein wenig, als sprächen sie darüber, was nach dem Tod passiert. Sie raunen aus dem Jenseits zu mir: Man kann es sich nicht vorstellen! Und genauso weit fühle ich mich entfernt.

Veras Kinder sind bald schon erwachsen. Sie hat sie früh bekommen, auch das war nicht immer leicht. Aber in unserem Alter noch einmal Mutter werden? Das würde sie sich gut überlegen! Sie ist froh, dass sie das hinter sich hat: Ihr Sohn war ein Schreikind. Danach wurde er jahrelang krank. Dann kam der Sorgerechtsstreit mit seinem Vater. Doch die Pubertät ihres Sohnes sei schlimmer gewesen als alles, was sie bis dahin mit ihm erlebt hatte. Natürlich liebe sie ihn. Ich muss an meine Mutter denken, und immer, wenn sie diesen Satz sagt, frage ich mich, was ich ihr angetan habe.

Allerdings liege es häufig gar nicht am Kind, wenn sich die Eltern entzweien: Wenn Paare sich im Zuge ihrer Elternschaft trennen, werden meist tieferliegende Probleme durch die Belastung an die Oberfläche gespült. Aber was, fragen wir uns, wenn wir mit unserer Blindheit für Probleme gut leben?

Tien kann die ganze Diskussion nicht verstehen: Entweder man will Kinder. Oder eben nicht! Manchmal wünsche ich mir eine Welt, in der alles so einfach wäre, wie Tien es befiehlt.

Und dann ist wieder Buchmesse, alles ist ein ewiger Zyklus, und ich besuche eine Veranstaltung des Israelforums. Die Soziologin Orna Donath ist eingeladen, über ihr Buch »Regretting Motherhood« zu sprechen. Sie sieht aus wie Amy Winehouse, nur sehr viel lebendiger, und ich mag sie sofort. Donath fasst die Diskussionen zusammen, die ihr Buch weltweit ausgelöst hat. Am Messestand verstopfen Besucher die Gänge. Es sind fast ausschließlich Frauen. Zu den anderen Ständen kommt niemand mehr durch, was ebenfalls Diskussionen auslöst.

I knew it was a bomb, beschreibt Donath ihre Gedanken beim Transkribieren der Interviews.

Die israelische Gesellschaft, geprägt vom Holocaust-Trauma und der kollektiven Angst vor dem Tod, fetischisiere die Mutterschaft. Doch auch die Deutschen weigerten sich, das Bild der unglücklichen Mutter anzuerkennen. Die deutsche Debatte betone lediglich die Ambivalenz der Gefühle: Überforderung und Liebe, Ablehnung und

Kraft. Doch das uneingeschränkte Bereuen der eigenen Mutterschaft, das keine anderen Gefühle zulasse, sei auch in diesem Land kein Topos der Debatte. Bereits der Gedanke an die Existenz einer Mutterrolle, die durchweg von Bedauern geprägt sei, erscheint der Rezeption als zu hart. *I love my children, but I hate being their mother,* wird eine der Befragten im Buch zitiert.

Es müsse doch möglich sein, keine Mutter zu werden, fordert Donath. Einfach so, ohne andere Pläne zu haben. Man soll keine Karriere machen müssen, um keine Kinder kriegen zu dürfen. Die ausbleibende Mutterschaft dürfe nicht nur als Opfer verstanden werden, zugunsten eines anderen Ziels, sondern diene selbst als ein Plan für ein sinnvolles Leben. Eines Lebens, dessen Sinn nicht nur im Nutzwert besteht. Und das auch darin seinen Sinn haben könne, und ich liebe Donath für dieses Bild, den ganzen Tag Papierflieger auf eine Wand zu werfen, ohne den Ehrgeiz, eine bestimmte Stelle zu treffen.

Wieder zu Hause, wartet ein Geschenk auf mich: eine Packung Tulsi-Tee, die Rita, unser Buchmessengast, mir mitgebracht hat. Tulsi-Tee ist der beste!, sagt Rita, die auf meinem Sofa schläft. Auf der Packung steht *Gute Nachrichten für klare Sinne und gute Stimmung: Tulsi Tee, Indiens legendäres heiliges Basilikum. Auf dem Königspfad wandeln, Chaos lichten, die Stimmung heben, inspirieren.* Als hätte ich immer nur den falschen Tee getrunken!

Der Buchmessenmann kommt dieses Jahr nicht. Er sei krank, schreibt er, und das passt mir ganz gut, in meinem ersten Frühjahr ohne Tabletten. Auch die Sonne hält sich gnädig zurück. Es ist noch sehr kalt, der Frühling lässt auf sich warten, und vielleicht hat meine Agentin ja recht, wenn sie glaubt, dass dieses Jahr *mein* Jahr werden wird. Ich frage mich bloß: Wem haben all die anderen gehört?

Auf der Messe spreche ich mit dem Redakteur, der für die Hörfassung meines Buches verantwortlich ist. Bisher haben wir bloß E-Mails geschrieben. Unser E-Mailverkehr war sehr professionell: *An einer Stelle musste ich zwei Personalpronomina umstellen*, schrieb er, *damit die Kürzungen funktionieren: »Im Krankenhaus liege ich auf dem Bett, strecke einer Schwester meinen Hintern entgegen, ich bin nackt wie ein Mädchen vor der Pubertät …« Ich hoffe, Sie sind damit einverstanden.* Ja, ich bin damit einverstanden. Wir treffen uns, und er ist wirklich nett. Ich versuche, nicht an meinen Hintern zu denken. Der erwähnte Hintern war schließlich *fiktiv*! Ich versichere dem Redakteur, dass die Kürzungen für mich gut funktionieren.

Tien ist auch auf dem Messegelände. Ich besuche sie am Stand ihres Verlages. Ihr Erzählband ist endlich da, und aus Tien, die sich immer viel zu alt gefühlt hat, wird über Nacht ein vietnamesisches Wunderkind. Findest du das rassistisch? Tiens Geschichten spielen in der deutschen Provinz. Sie ist in Franken aufgewachsen, rollt das R ein bisschen und ärgert sich jetzt darüber, dass man ihr den

Erfolg so missgönnt: Es wird immer der Erfolg einer Fremden bleiben. Stell dir das mal vor!, sagt Tien: Du verkaufst ein paar Bücher, und plötzlich kann jeder behaupten, es liege nicht daran, dass du gute Geschichten erzählst, sondern bloß an positivem Rassismus. Von dem du auch noch profitierst! Tien findet das metarassistisch. Ein Porträt in einem größeren Feuilleton erklärt sie schließlich zur jungen Vietnamesin, die alles daransetze, nicht als Vietnamesin, sondern als Deutsche zu gelten. Und weil das so rührend ist, verkauft Tien ein paar Bücher.

Der schicke Reporter vom NDR hingegen, auf den Vera und ich ein bisschen stehen, betont seine Herkunft sehr häufig. Er hat iranische Wurzeln, einen gepflegten, hanseatischen Stil und spricht breitesten Hamburger Schnack, was sehr entwaffnend wirkt, wenn er einem Dorf voller Nazis seine Freundschaft anbietet. Heute steht er im Regen an der Binnenalster und fragt Passanten nach ihrer Meinung zu virtuellen Hasskommentaren. Was denkt die ältere Dame im Burberry-Mantel über den anonym im Netz geäußerten Wunsch, Angela Merkel möge von einem Schwarzen vergewaltigt werden? O ja, das ist richtig!, sagt die ältere Dame. Der Reporter stutzt kurz, dann fängt er sich wieder und fasst noch einmal zusammen: Das wünscht sich jemand für Frau Merkel! Die Dame: O ja, ich auch! Er sieht sie fragend an. Ich mag Frau Merkel nicht, erklärt sie. Er: Und dann wünschen Sie ihr so was? Sie: Ja. Er: Nein. Sie: Unbedingt! Auch sie hat einen Wunsch für Frau Merkel, den sie ins Mikrophon spricht. Dann geht sie weiter, nicht ohne den Reporter ein Arschloch genannt zu haben.

Wie läuft dein Frühjahr, ohne Tabletten? Livia ruft an. Sie kennt mich im Frühling, der uns einmal fast die Freundschaft gekostet hätte, und sie weiß, dass ich jetzt abgesetzt habe. Ich will ehrlich sein: An manchen Tagen geht es ganz gut. Heute ist zum Glück so ein Tag. Aber an anderen Tagen dringe ich nicht bis zur Außenwelt durch. Es sind Tage, die nur aus abgebrochenen Handlungen bestehen, aus aufgegebenen Plänen, ich kann nicht einmal meine Sätze beenden. Schreiben geht auch nicht. Ich lasse den Stift fallen, kaum dass ich drei Sätze notiert habe, und wenn ich zu lesen versuche, klappe ich jedes Buch sofort wieder zu. Du musst etwas tun, befiehlt die Unruhe. Aber egal, was ich mache: Es fühlt sich viel zu anstrengend an. Nur mechanisches Masturbieren geht dreimal am Tag.

Es gab ein Frühjahr, als ich wochenlang nur auf dem Sofa lag. Es war der Beginn meiner Ehe. Wir hatten im Sommer geheiratet, aber danach war ich ins Ausland gegangen, um dort zu studieren, und erst im Frühjahr kam ich zurück in ein Leben, das plötzlich kein Zuhause mehr hatte. Mein WG-Zimmer war aufgelöst, meine Kartons standen in seinem Keller, und die Zeit bis Semesterbeginn verbrachte ich in seiner Wohnung, auf einem Sofa in einem fast leeren Zimmer. Ein Schrank und ein Wäscheständer standen darin, ein alter Röhrenfernseher. Auf dem Balkon lag noch Schnee, verharscht und ohne Spuren. Im Zimmer war es kalt, und ich drehte die Heizung nicht auf, weil er jetzt für uns beide bezahlte. In eine Decke gewickelt, spielte ich Handyspiele. Tagelang, wochenlang, ich weiß nicht, wie lange das so ging, und nur einmal lief ich in den Keller, um meine Rucksäcke und Taschen nach alten Tabakpackungen zu durchwühlen und aus den Krümeln, die ich darin fand, eine dünne, viel zu trockene Zigarette zu drehen. Ich rauchte sie im Park, zitternd und mit schlechtem Gewissen, aber im Rückblick ist es der einzige Tag dieses Frühjahrs, den ich noch in Erinnerung habe. Der Rest ist ein endloses Handyspiel. Als ich Vadim vom Anfang meiner Ehe erzähle, begreift er sofort die Dramatik: Es muss dir wirklich dreckig gegangen sein, wenn man bedenkt, wie beschissen damals die Graphik war!

Der wütende Mann von der Soli-Party schickt mir eine Nachricht. Er möchte sich treffen, um mit mir über das Schreiben zu sprechen. Er habe früher Gedichte geschrieben. Dann aber ging es nicht mehr, nach der Zeit im Gefängnis. Er konnte lange nicht schreiben. Das Blatt musste leer bleiben, er konnte keinen Stift mehr halten, seit sie ihm einen Stift in die Hand gedrückt hatten und von ihm verlangten, dass er die Namen seiner Freunde aufschrieb. Das Blatt blieb leer. Und alles, was ihn damals ausgemacht habe, stand auf diesem weißen Blatt. Als sie ihn folterten, musste er seine Sprache verlernen. Er habe gelernt, in einer fremden Sprache zu denken, er entkam in eine Sprache, die ihm erlaubte, nicht länger er selbst zu sein. Er lernte Englisch und Spanisch. Was ihm geschah, stieß einem anderen zu, und wenn er heute Gedichte schreibt, dann entdeckt er das Kurdische wieder. Nur auf Arabisch kann er bis heute nicht schreiben. Aber seit einiger Zeit könne er einen Stift wieder halten, ohne sich wie ein Verräter zu fühlen.

Der Flüchtlingsrat ruft mich an: Eine kurdische Frau könnte Hilfe gebrauchen, wenn ich kurzfristig Zeit für sie hätte. Die Frau ist noch jung. Sie ist hochschwanger, trägt einen unaussprechlichen Namen, versteht wenig Englisch und spricht kein Wort Deutsch. Wir verständigen uns per Übersetzungsapp, und ein paar Dinge erfahre ich vom Flüchtlingsrat: Ihr Mann ist in der Psychiatrie. Er hört Stimmen, und ich erzähle ihr von meinem Bruder, der auch einmal Stimmen gehört hat. Heute ist er völlig gesund. Er hat zwei Kinder, same as you, sage ich und zeige auf ihren Bauch. Es ist ihr zweites Kind, und es soll ein Mädchen werden. My husband, sagt sie, alcohol and drugs, many, many. Ich nicke eifrig: Yes, yes. Many, many – my brother, too! Das stimmt zwar nicht ganz, aber ich will ihr Mut machen. Today, he's fine! Ich strecke einen Daumen nach oben. Sie nickt abwesend und lächelt ein bisschen.

Bevor das Baby kommt, soll sie eine eigene Wohnung beziehen. Die Wohnung gibt es bereits, sie liegt am Rande der Stadt in einer Platte, aber es fehlen noch Möbel, die ich mit ihr anschaffen soll. Vom Amt bekommt sie etwas Geld. Wir klappern die An-&-Verkauf-Läden ab, während ihr älteres Kind, ein zweieinhalbjähriger Junge, bei der Zimmernachbarin bleibt. Der Junge schielt ein bisschen. Er hat riesige schwarze Augen, die alles verfolgen, aber sprechen kann er noch kein Wort. Er verstehe nur Kurdisch, sagt sie. Ich glaube, dass er alles versteht. Außerdem lächelt er ständig. Es ist ein vorsichtiges, ängstliches Lächeln, und seine Mutter sorgt sich, dass vielleicht etwas mit ihm nicht stimmt. He okay?, fragt sie mit Blick auf den Jungen. Er ist irgendwo in Griechenland geboren, und ich frage mich, was es mit einem Kind macht, wenn die Flucht sein ganzes Leben ausfüllt. He's very cute!, sage ich. Er ist sehr süß!, spreche ich in ihr Handy. Sie nickt, und ihr so ernstes Gesicht hellt sich etwas auf, als sie die Wörter in der Übersetzungsapp liest.

Die Möbel in den Läden gefallen ihr nicht. Sie sind alt und geschmacklos. Mir gefallen sie auch nicht, doch für das Geld, das sie ausgeben kann, wird sie nichts Besseres finden. Es ist mir unangenehm, ihr nichts anderes zeigen zu können. Und trotzdem nervt es mich, dass nie etwas gut genug für sie ist. Sie entdeckt ein Sofa aus blauem Leder. Es ist unpraktisch und lässt sich nicht ausziehen. Ich versuche, es ihr auszureden, aber sie will es unbedingt haben. Danach fahren wir in den Möbeldiscounter, den ihr eine Freundin empfohlen hat. Wir kaufen ein Bett samt Matratze, der Rahmen aus Furnier, die Matratze aus billigem Schaumstoff – aber niemand hat bisher darin geschlafen. Jetzt ist sie glücklich, obwohl ihr Geld fast aufgebraucht ist. Sie schenkt mir eine Tafel Schokolade mit ganzen

Nüssen. Das musst du nicht!, will ich sagen und beiße mir auf die Zunge. Wir essen die Tafel im Auto, und ein paar Stücke darf ich für den Jungen aufheben.

Den Rest der Möbel bekommen wir geschenkt. Meine Bitte um Sachspenden, die ich ins Internet stelle, wird so oft geteilt, dass wir nach weniger als drei Tagen eine komplette Einrichtung zusammenhaben. Vadim hilft mir, die Möbel zu holen. Wir mieten einen Transporter, fahren kreuz und quer durch die Stadt und sammeln ein, was andere für sie übrig haben. Einen kleinen Topf mit Deckel behalte ich für mich. Den Rest bringen wir in ihre Wohnung und verteilen ihn auf alle Zimmer. Ich fotografiere alles und hoffe, dass es ihr gefällt. Besonders stolz bin ich auf das Kinderzimmer. Da liegt sie bereits in den Wehen. Das Baby kommt zu früh, ein winziges Mädchen, das erst nach drei Monaten so schwer sein wird, wie es schon bei der Geburt hätte sein sollen. Sie ist nicht überrascht. Alle Fluchtbabys wiegen fast nichts. Ich besuche sie im Krankenhaus, und sie drückt mir das Kind in den Arm. Es wiegt fast nichts. Später wirst du auch einmal Kinder haben, sagt sie. Diesmal verstehe ich sie, auch ohne App. Ich gebe ihr das Baby zurück. Ich bin zehn Jahre älter als sie.

Und dann, am ersten warmen Frühlingstag dieses Jahres, erhält Vadim die Nachricht vom Tod seines Vaters. Er steht am Fenster und sieht hinaus, während er telefoniert, und später erzählt er mir, dass er Angst davor hat, die aufbrechenden Knospen am Baum ab sofort immer als Todesboten betrachten zu müssen. Ob er traurig ist, weiß er noch nicht. Die Nachricht hat ihn noch nicht erreicht, und Vadims Vater lebte schon lange in einer eigenen Welt. Als er jung war, wohnte er in dieser Stadt, und wir beschließen, in ein Café in der Nähe zu gehen, von dem wir vermuten, dass Vadims Vater dort Zeit verbracht hat. Wir setzen uns ins Hinterzimmer, weil man dort rauchen darf, früher durfte man überall rauchen, und wir fragen uns, ob Vadims Vater seinen Kaffee am Tresen trank oder neben der Tür, weil er immer ein wenig auf dem Sprung war, wenn ihn die Unruhe packte. Es gibt ein Foto von ihm mit Zigarettenspitze. Vadims Vater hat gerne gelebt, und wir könnten die Kellnerin fragen. Sie ist alt, und vielleicht hat sie ihn noch gekannt. Später spazieren wir zu Kaufland und kaufen Badesalz. Wir legen uns in die Wanne, trinken Gin Tonic und stoßen auf Vadims Vater an. Um uns der Dampf, der die Gläser beschlagen lässt. Vadims Vater hat gerne getrunken. Und Vadim behauptet, mit jedem Schluck könnten wir ihm begegnen.

Vadim war nicht klar, wie lange ein Mensch nach seinem Tod immer noch weiterlebt, als juristische Person, bis alle Verträge rechtskräftig gekündigt sind. Außer Verträgen hat Vadims Vater nichts hinterlassen. Vadim fällt ein, dass auch er eine Lebensversicherung hat. Seine Mutter hat den Vertrag damals abgeschlossen und ihm zur Jugendweihe geschenkt. Sein Leben müsse inzwischen einiges wert sein, glaubt Vadim. Aber so genau weiß er es nicht. Er will seinen Versicherungsmakler fragen, auch wegen der Riesterrente, die vermutlich eine Schnapsidee war. Und was passiert mit seinen Beiträgen, wenn Vadim stirbt, bevor er zum Rentner geworden ist? Meine Rente kann ich ihm vererben. So steht es auch in unserem Notarvertrag. Vadims Rentenvertrag gab es damals noch nicht. Aber wir ahnen es schon: Ich werde nur eine Trompete bekommen, Vadims Riesterrente wird mit ihm sterben. Hast du wirklich einen Versicherungsmakler?

Im Falle von Vadims Tod, erklärt uns der Versicherungsmakler, fließt Vadims Geld an die Gemeinschaft der Versicherten zurück. Wenn wir das nicht wollen, müssten wir heiraten. Das klingt zwar altmodisch, schreibt Vadims Versicherungsmakler, ist vom Gesetzesgeber aber durchaus gewollt. Wenn wir Glück hätten, wandelten sich im Laufe der Jahre die Formalitäten. Darauf könnten wir hoffen. Er will Vadim auf dem Laufenden halten, und bis dahin setzen wir beide auf Glück. Unser Plan lautet: Vadim darf auf keinen Fall sterben. Schon aus Prinzip nicht, um kein System zu unterstützen, dessen Familienpolitik uns erpresst! Vadim verspricht, dass er gut auf sich aufpassen wird. Und solange sich die Formalitäten nicht ändern, bin ich zuversichtlich, dass er ein langes Leben führen wird.

Wann besuchst du deine Syrerin denn? Meine Mutter will Fotos von der Wohnung sehen, als hätten Vadim und ich sie nur für uns hübsch gemacht. Sie will auch Fotos vom Baby sehen, meinem syrischen Baby, als gehörte es ein kleinbisschen mir. Mama, bald!, verspreche ich ihr und bin tatsächlich ein wenig stolz auf das Baby, das langsam wie ein richtiges Kind aussieht. Als ich sie in der Platte besuche, registriere ich sofort, dass die Möbel nicht umgestellt sind. Vielleicht gefällt ihr ihre Wohnung tatsächlich? Sie bietet mir einen Platz am Tisch an, den ich vor das Fenster gestellt habe. Es ist, als wäre ich bei mir selbst zu Gast. Many thank you, sagt sie, many, many. Den Rest sprechen wir in die App. Ist es zu kalt für das Baby?, will sie wissen. Sie hat die Heizung aufgedreht, alle Fenster sind gekippt, und ich frage mich, ob die Gemeinschaft der Steuerzahler von mir erwarten kann, sie in die Kulturtechnik der Stoßlüftung einzuführen. Ist Stoßlüftung ein Integrationsziel? Nein, sage ich in die Übersetzungsapp, es ist warm genug für das Baby! Wir könnten auch rausgehen, ein bisschen spazieren! Aber sie will nicht, und ich versuche, ihre Gedanken zu lesen: Warum die Deutschen immer hinaus in die Kälte wollen. Sie hat Linsensuppe gekocht. Wir essen, während das Baby auf dem Ledersofa strampelt und in der Ecke der Fernseher läuft. Der Junge sitzt auf meinem Schoß und hält den Kopf zum Bildschirm gedreht. Er brabbelt inzwischen in einer Zeichentricksprache, aber manchmal hält er seine Hand vor den Mund, wie wir das Handy halten. Als wollte er, dass wir ihn verstehen.

Wieder zu Hause, rufe ich meine Großmutter an. Sie hat Geburtstag, ich gratuliere ihr, und sie will von mir wissen: Hat deine Mutter dich daran erinnert? Ich bin ein bisschen beleidigt, dass sie mir nicht zutraut, selbst daran zu denken. Es war mein Handy, verrate ich ihr. Ach so, sagt meine Großmutter, und das hat sie nun davon: Bloß meine Technik hat an sie gedacht! Sie erzählt mir von meiner jüngeren Cousine. Sie hat jetzt eine Stelle in Frankfurt. Bei der EZB, sagt meine Großmutter, die es schön findet, uns aufwachsen zu sehen. Ich wachse zwar nicht mehr, aber manchmal schicke ich ihr ein Paper, das ich veröffentlicht habe, damit sie sich freut, dass mein Name auf dem Titelblatt steht. Was macht die Schule?, fragt mein Großvater, den sie ans Telefon holt, damit auch er wieder mal mit mir spricht. Ich melde mich so selten. Welchen Kuchen gibt es denn? Coppenrath und Wiese, sagt mein Großvater. Der schmeckt ja auch! Nachdem ich aufgelegt habe, putze ich das Katzenklo und warte darauf, mich etwas besser zu fühlen.

Der Ausschlag am Hals juckt schon wieder. Ich spreche mit Vadim über Datenhygiene. Ich soll meine Facebook-Einstellungen ändern, rät er mir, wenn ich weniger Freundschaftsanfragen von Socialbots und Nazis bekommen will. Ich müsse meine Einstellungen ändern, wenn ich nicht jedes Mal recherchieren will, wer sich hinter einem Namen verbirgt. Mich nervt der Zugriff von lauter Fremden, es macht mich nervös, und für den Anfang wähle ich ein Profilfoto, das mein Gesicht hinter Haaren versteckt. Ich sehe aus wie das Tier aus der Muppetshow. Und tatsächlich: Es reduziert die Zahl der Freundschaftsanfragen. Nachrichten, die sich wie Hände im Darkroom anfühlen, bekomme ich trotzdem noch. Ich fühle mich betatscht, klebrig und zu lange nicht gewaschen. Ich brauche dringend Datenhygiene.

All der Dreck, der in meiner Timeline auftaucht. Jemand, den ich aus dem Literaturbetrieb kenne, ein freundlicher, höflicher Mann, wird mit einem Video verlinkt, auf dem ein Schäferhund ein junges Mädchen fickt. Niemand, der dieses Video gesehen hat, wird sich jemals an den höflichen Mann erinnern. Jeder wird bei seinem Namen nur noch an das Video denken. Ich sehne mich nach einer Dusche, meinen Kaffee kann ich nicht mehr trinken, und auch den Artikel über die chinesischen Mädchen, die mit ihren Selfies in einen Wettstreit der Selbstauslöschung treten, lese ich nur mit Ekel zu Ende. Die Königin dieser Mädchen muss ihr Verschwinden in möglichst vielen Disziplinen dokumentieren: Dünner sein als ein DIN-A4-Blatt, hochkant vor die Taille gehalten. Den eigenen Bauchnabel mit der Hand erreichen, indem man einen Arm um den Rücken legt. So schmale Knie haben, dass sie nebeneinandergedrückt unter einem iPhone7 Platz finden. Einen Hundert Yuan Schein um das Handgelenk wickeln, ohne dass noch Haut sichtbar wäre. Und einen Stift unter der Brust einklemmen, der nicht herunterfallen darf. Die letzte Challenge verstehe ich nicht. Hängende Brüste, die als Stifthalter dienen, gewinnen den Wettbewerb? Das ist doch krank, selbst nach anorektischer Logik!

Über Pfingsten besuche ich Livia. Sie macht gerade ein Sabbatjahr und verbringt ein paar Wochen auf Hiddensee, wo sie im Doktorandenhaus lebt. Max Taut hat dieses Haus in den zwanziger Jahren für den Leipziger Verleger Max Gehlen gebaut. Es steht zwischen Bungalows auf einem Hügel am Meer, gleich neben dem Gerhard-Hauptmann-Haus. Ich ziehe zu Livia unter das Dach, und im Untergeschoss wohnen ein paar Geologinnen. Sie sind auf Exkursion, und beim gemeinsamen Frühstück sagen sie Sätze wie: *Meinen ersten Kamingimpel habe ich im Kaukasus gesehen.* Ich hätte auch gern so ein Leben. Ein Leben, das sich draußen abspielt und dem Kamingimpel Bedeutung beimisst. Die Geologinnen fischen riesige Bernsteinklumpen aus der Brandung. Sie sammeln Hühnergötter, die sie auf der Fensterbank stapeln, während Livia mir nicht einmal glaubt, dass ich am Morgen einen Kuckuck gehört habe. Wohl eher einen Kauz, vermutet sie, und ich finde es unverschämt, dass sie mir nicht zutraut, einen Kuckuck an seinem Ruf zu erkennen: kuckuck, kuckuck! Ich sitze am Frühstückstisch und ahme den Ruf eines Kuckucks nach, zur großen Freude der Geologinnen. Manchmal frage ich mich, warum alle Versuche, ein richtiges Leben zu führen, sich so beschämend anfühlen müssen.

Katia Mann schrieb, dass ihr Mann sich auf Hiddensee nicht wohl gefühlt habe, weil Gerhard Hauptmann als der König der Insel galt. Thomas Mann war auf Hiddensee bloß ein einfacher Gast, und ich beneide ihn nicht um diese Demütigung, lese Ringelnatz und trinke Schnaps. Versuchungen, schrieb Ringelnatz, bekämpft man am besten mit Geldmangel und Rheumatismus. Ich bin mir sicher: Beides wird die Zeit für mich regeln.

Später stellt sich heraus, dass die Geologinnen gar keine Geologinnen sind. Es sind bloß die Frauen, Freundinnen, Mütter und Schwestern der Geologen, die rings um uns in den Bungalows wohnen. Eine der Frauen, die sich als Ergotherapeutin entpuppt, will von mir wissen, wie man in meinem Alter so ernst sein kann. Du bist doch noch so jung!, sagt sie, und es klingt wie ein Vorwurf. Ich verstehe den Zusammenhang nicht. Ich war schon als Kind ernst, dann war ich eine ernste Jugendliche, und was soll falsch daran sein, der Welt erst mal mit Ernst zu begegnen? Sogar *sie* habe ich bis eben ernst genommen, die falsche Geologin, der ich jetzt ein Geheimnis verrate: Ich habe noch nie im Leben einen Kamingimpel gesehen! Sie schenkt mir ein Glas Wein nach, mit tröstlicher Geste.

Und dann treffen wir doch noch aufeinander, der Zauber der Wildnis und ich. Es ist der letzte Morgen, und ich breche in aller Frühe auf, um die erste Fähre zu kriegen. Ich will gerade losgehen, da springen vier Rehe über den Zaun in den Garten. Sie laufen so dicht an mir vorbei und sind so schnell wieder fort, dass ich mir selbst kaum glaube, sie gesehen zu haben. Wie benommen gehe ich zum Anleger. Die Rehe sind das Schönste seit langem.

Wieder zu Hause, juckt der ganze Körper. Nicht nur der Hals juckt, auch die Arme und Beine jucken, alles juckt, bis auf den Bauch und die Brüste. Ich kratze und kratze und muss alle zwei Stunden kalt duschen, um mich nass zurück an den Schreibtisch zu setzen. Nur wenn ich friere, lässt der Juckreiz kurz nach.

Draußen stinkt es unerträglich. Ein Fäulnisgeruch liegt in der Luft. Der Gestank ist so schlimm, dass ich nachts davon aufwache. Ich vermute, dass ich es bin, weil mein Körper sich selbst verzehrt. Er hat keinen Bock mehr. Aber dann ist es doch nur die Kläranlage, ein schlichter Scheißegeruch, der durch das offene Fenster zieht, wie jedes Jahr, wenn es Sommer wird und das Gründerzeitviertel nach Abort zu stinken beginnt.

Es gibt einen Comicstrip von *poorly drawn lines*, in dem eine Krabbe ein Selbstgespräch führt. Sie zwingt sich, eine Krabbe zu sein. Nichts weiter als eine funktionierende Krabbe: *»Alright, just be a crab«*, sagt sie sich im ersten Bild. Und im zweiten Bild: *»Don't fuck this up!«* Alright, just be Isabelle Lehn! Es gibt Tage, da weiß ich allerdings: I'll fuck this up! Ich stehe in der Schlange vor dem Postschalter und probe in Gedanken den Satz, den ich im richtigen Moment aufsagen muss: *Die beiden möchte ich aufgeben!* Dazu zwei Päckchen auf den Tresen legen, und alles so beiläufig klingen lassen, als hätte ich diesen Satz nicht geprobt. Danach wieder schweigen und abwarten. Eigentlich einfach, eine simple Choreographie, und trotzdem steht mir der Schweiß auf der Stirn. Ich schwitze vor Panik, dass ich nicht bis zur Außenwelt durchdringen werde. Alle starren mich an. Ich kann es spüren. Und immer ist da dieses Verlangen, aller Welt zu erklären, dass ich eigentlich eine andere bin. Dass hier eine Verwechslung vorliegt: Ich mag hier stehen. Aber das bin doch nicht ich!

Von der Post fahre ich weiter zum Tierarzt, um ein Medikament abzuholen. Ich nehme den Weg durch den Park, am Wildtiergehege vorbei, und was ich suche, wartet bereits hinter dem Zaun auf mich. Da steht ein Reh. Es sieht mich an und rührt sich nicht. Das Reh hält meinem Blick stand. Nach einer Weile traut es sich etwas näher heran. Ich bewege mich nicht, aber ich spüre, wie meine Augen feucht werden. Ich würde jetzt gerne heulen. Vor dem Reh würde ich mich nicht schämen, aber es kommen ständig Leute vorbei, die das Reh und mich anstarren, wie wir Auge in Auge stehen, uns anstarren und unser Innerstes preisgeben, als wären wir zwei nicht ganz dicht. Wie soll man da heil werden, frage ich das Reh, wenn man nirgendwo seine Ruhe hat? Auch das Reh weiß keine Antwort. Auch das Reh hat seine Sichtbarkeit satt.

Und plötzlich begreife ich, wie Anorexie funktioniert: Es ist ein Hungerstreik gegen die Sichtbarkeit. Ich werde jetzt auch immer weniger. Dabei esse ich beinahe normal, und trotzdem nehme ich immer mehr ab. Beim Zirkeltraining schaffe ich keine zwei Runden mehr. Meine Trainerin macht sich Sorgen. Ich sei so dünn geworden, ob alles in Ordnung sei? Ich kann nichts dafür. Mein Körper hat selbst entschieden, lieber ein Loch zu sein, durch das alles hindurchfällt, und nur der Juckreiz klebt wie Spucke an mir. Meine Haut ist eine Foltermethode. Ich werde verrückt in diesem Körpergefängnis.

Etwas Neuronales, sagt die Hautärztin. Neurodermitis – mit Cortison könne man nur die Symptome behandeln. Am 25. Mai hat mich die Folter gebrochen. Ich lasse mir wieder Tabletten verschreiben. *Kapitulation, ohoho!* So sollten Sie das nicht sehen, tadelt mich der Psychiater, als er mir das Rezept ausstellt. Es gibt Menschen, die leiden eben unter Stoffwechselstörungen und sind nur mit Tabletten sie selbst. Just be a crab! Mehr will ich doch gar nicht. Mein Nervenarzt nickt und gibt vor, zu verstehen. Ich kann ihn wirklich nicht ernst nehmen. Wieder zu Hause, folgt die Katze mir in die Küche. Sie hört das Rascheln der Packung, das Knacken des Blisters. Wir beide sind wieder im Spiel!

10 Sommer

Mit den Tabletten wird alles wird sofort wieder gut. Die Nächte sind schwarz und tief, als müsste ich all die verlorenen Stunden nachholen, in denen ich Schlaf nur vorgetäuscht habe. Das Bett umarmt mich, und ich versinke darin. Der Schlaf ist köstlich, ich verschlinge ihn gierig und kann es kaum abwarten, dass endlich Abend wird, um wieder schlafen zu können. Morgens überhöre ich den Wecker. Natascha Wodin erzählt in *Nachtgeschwister* davon, wie sie Wolfgang Hilbig ins Gesicht schlagen musste, um ihn aus dem Schlaf in den Tag zu holen. Auch Vadim hat Mühe, mich aufzuwecken. Er schlägt mich zwar nicht, aber auch er beweist große Grausamkeit beim Einsatz von Geräuschen und Licht.

Meine Freunde machen sich Sorgen, weil ich wieder Tabletten nehme: Kannst du denn schreiben, als glücklicher Mensch?

Meine Mutter erzählt, dass meine Großcousine ein Kind erwartet. Der Vater des Kindes, den meine Großcousine seit ein paar Monaten kennt, ist der erste Mann in ihrem

Leben, ihre erste Liebesbeziehung. Die Großcousine lebt bei ihren Eltern. Sie ist Mitte vierzig und durch eine Geburtskomplikation geistig eingeschränkt. Meine Mutter sagt, ihre Cousine freue sich sehr auf das Kind. Sie wolle mit dem Vater zusammenziehen. Was sagt denn die Mami dazu?, fragt meine Mutter ihre Cousine, deren Mutter schließlich selbst dazu sagt, ihre Tochter habe sich alles bloß ausgedacht. Eine Schwärmerei für einen Kollegen aus der Behindertenwerkstatt! Wir wissen nicht, wessen Version der Geschichte wir glauben sollen. Traurig sind sie beide. Denn fest steht am Ende nur eins: Die Cousine wird das Kind, das sie so gerne gehabt hätte, nicht zur Welt bringen – ob es nun eines gab oder nicht.

Vadim und ich fliegen nach New York. Er will Freunde treffen, in Clubs gehen und mit Kollegen spielen, und ich will mich durch die Stadt treiben lassen. Draußen taumelt alles im Fieber. Die Hitze macht alle verrückt, aber Irrsinn ist hier keine Schande, steht auf den Metro-Plakaten: *I'm bipolar, but this does not define me.* Auf den Schildern erfährt man viel von der Stadt. *Take me with you!*, spricht der Apfel alle Eiligen an, die keine Zeit für ein Lunchpaket haben. Alles fließt, alles verläuft optimiert, und die Versuchung ist groß, ein bisschen im Weg zu sein, einfach links auf der Rolltreppe stehen zu bleiben. Ich setze mich unaufgefordert an einen Tisch vorm Café, obwohl am Eingang *wait to be seated* steht. Ich vergesse meinen Reisepass und zeige am Eingang zur Bar bloß ein Handyfoto davon vor. Als Erstes schmeiße ich die braune Papiertüte weg, die man mir im Liquor Store gibt, und in einem Bistro stelle ich mich vor dem Damenklo an, obwohl ich jetzt auch das Herrenklo nutzen darf. Bill de Blasio, der Bürgermeister der Stadt, spricht mir auf einem Metro-Schild höchstpersönlich die Erlaubnis aus, auf das Klo meiner Wahl zu gehen. Ich will trotzdem aufs Damenklo, und ich will rauchen und unfreundlich sein, mir den Kopf anstoßen, über meine Füße stolpern und *mind the gap* und *mind the step* keine Macht über mein Leben einräumen. Ich will in Unordnung sein, in Widerspruch zu mir selbst stehen, und in der Metro bin ich kurz davor, laut zu brüllen: *I'm not bipolar! But I feel like. And it does define me!*

Wieder zu Hause brauche ich eine Weile, bis ich wieder bereit bin, mir die Haare zu waschen. In anderer Kleidung als T-Shirt und Jogginghose gehe ich nicht vor die Tür. Ich fordere mein Recht auf Verwahrlosung ein, und Vadim und ich trinken Bier auf der Parkbank. Alles ist grün und verschwenderisch leer, eine Stadt, die bloß uns beiden gehört. Wie still und breit sie ist, wie hässlich alle Menschen hier sind, und wie wunderschön wir das finden.

Und dann kommt mein Buch. Ich reiße das Paket mit den Freiexemplaren auf, fummle die Folie ab und warte drauf, dass sich das Glück einstellt. Hat Terézia Mora nicht vom Glück des Autors erzählt, das genau eine halbe Stunde andauert, wenn man sein Buch zum ersten Mal in den Händen hält? Eine halbe Stunde Seligkeit, der Lohn für alle irdische Arbeit. Aber von meiner halben Stunde

Glück: keine Spur! Ich lasse das Buch fallen. Grell und schreiend bunt liegt es vor mir. Es schreit, bis es rot wird. Es ist so schön geworden!, sagt meine Agentin. Es ist so schön geworden!, sagt meine Lektorin. Mich aber macht es nur aggressiv. Es sieht falsch aus, wie die Behauptung eines Buches, das keines ist – schließlich kenne ich seine Entstehungsgeschichte. Es ekelt mich, durch seine Seiten zu blättern und alles gedruckt zu sehen, als stünde es bereits fest. Als könnte es nie wieder geändert werden. Ich verstecke das Buch unter einem Kissen. Erst am Abend schaffe ich es, ein wenig darin zu lesen. Ich setze mich aufs Klo, da gelingt es.

Marcella gratuliert mir zum Buch und will wissen, wie es mir damit geht. Ich weiß es nicht, schließlich habe ich gerade Google-Verbot: *Wie geht es Isabelle Lehn?* Und vor allem: *Wie geht es weiter mit ihr?* Die großen Fragen des Lebens, die ich Google gern stellen würde, sind gerade tabu. Außerdem habe ich Amazon-Verbot, um nicht andauernd nachzusehen, auf welchem Verkaufsrang mein Titel steht. Alles ist falsch, was sich im Internet findet. Die Rezensionen sind falsch, auch wenn es gute sind, selbst die Inhaltsangaben liegen daneben: *Hauptsächlich geht es um Sex, ein bisschen aber auch um Gewalt*, und ich finde nie die richtigen Fotos von mir. Ich erkenne mich nicht wieder, aber schlimmer noch als dieser Kontrollverlust ist die Angst, dass im Netz gar nichts mehr steht. Marcella kennt das: Wenn nichts da steht, existiert man nicht mehr! Mach ein bisschen Yoga!, empfiehlt sie mir. Ich halte den ganzen

Tag durch, und erst am Abend gehe ich wieder online und ziehe eine Tarotkarte: *Die Königin der Sterne – eine geistige Entwicklungsmöglichkeit bietet sich Ihnen!* Ich schreibe Marcella zurück: Ich glaube, es geht mir ganz gut.

Dass ich jetzt beinahe berühmt bin, erkenne ich daran, dass ich Fanpost bekomme. Menschen, die einen starken Glauben besitzen, schreiben an meine Agentin und bieten mir an, für mich zu beten. Meine Agentin hat Humor, dass sie mir solche Mails weiterleitet:

Nach meiner Überzeugung ist der persönliche Glaube an Jesus Christus und seinen stellvertretenden Opfertod am Kreuz und ein Eingeständnis und Bekenntnis der eigenen Schuld heilsnotwendig und Voraussetzung dafür, die Ewigkeit bei ihm zu verbringen. Sehr geehrte Frau Dr. Lehn, mein Gebet ist es, dass Gott Ihnen und allen in Ihrer Familie noch diesen rettenden Glauben schenken möge und wir uns einmal im Himmelreich wiedersehen.

Ich bedanke mich für die guten Wünsche. Vor dem Fenster schreit ein Kind. Irgendwo singt jemand laut, und später erfahre ich von Tien, dass auch sie diese E-Mail bekommen hat: Ein Verehrer bietet ihr an, für sie zu beten, um sie im Himmelreich wiederzusehen. Ich bin ein bisschen enttäuscht. Selbst die Verrückten lieben nicht exklusiv!

Nur bei Facebook ist alles beim Alten: Kannst du es genießen, fragt mich ein *Friend*, dich vom richtigen Gegenüber mit Stil und Gefühl führen zu lassen? Devote Passivität. Wieso kommen die immer auf mich?

Ein paar Tage später mache ich eine Entdeckung: Meine alte Therapeutin ist zurück in der Stadt. Mein Herz stolpert, und meine Hände beginnen zu schwitzen. Wieso weiß ich nichts davon? Wieso schreibt sie mir nicht, obwohl ich sie noch immer vermisse? Ich lese die Patientenbewertungen, die erst ein paar Monate alt sind. Sie praktiziert unter der alten Adresse. Ich fühle mich betrogen, krank und schwach vor Sehnsucht nach ein paar Stunden bei ihr. Wie hat sie sich das vorgestellt? Einfach zurückzukommen, ohne sich bei mir zu melden? Ich habe ihr nie ganz verziehen, dass sie damals nach Bayern gezogen ist, um bei ihrem Partner zu leben. Als wäre ich bereits austherapiert. Ich erzähle meinem Therapeuten davon. Er kann mich verstehen. Er ist kein eifersüchtiger Typ.

Meine erste Lesung findet in Franken statt, zwischen Barockkirchen und sattgrünen Hügeln. Der Himmel ist weißblau, und ich fahre an Dörfern vorbei, die wie die Comicversion eines Dorfes aussehen. Alles ist überzeichnet und so unerträglich schön, dass ich nur die Unerträglichkeit sehe. Ich könnte niemals hier leben. Mein Buch kommt mir noch schmutziger vor, ich schäme mich ein bisschen, daraus zu lesen, aber das Publikum ist offen und herzlich und lacht an den richtigen Stellen. Die Buchhändlerin stellt ein paar höfliche Fragen, und überhaupt sehen alle so freundlich aus wie eine Wiese oder ein Fluss in einem Bett aus perfekt runden Kieseln. Ich vermisse die städtischen Narben und die Hässlichkeit überhitzter Betonflächen. An Orten wie diesem bin ich das Einzige, was nicht in Ordnung ist. Es ist wie eine Kindheitserinnerung. Ich muss hier weg, es zerreißt mir das Herz.

Seit mein Leben von selbst funktioniert, scheint es mich nicht mehr zu brauchen. Ich gucke nur noch zu, wie sich meine Wünsche erfüllen. Alles läuft ohne mich, und am besten, ich halte mich raus und aktualisiere nicht zu oft die Verkaufszahlen. Gerade fehlt mir wirklich ein Kind.

Vielleicht, sage ich zu Vadim, sollten wir doch einen Adoptionsantrag stellen? Er zieht die Brauen zusammen und sieht mich lange an: Willst du das wirklich? Ich zucke mit den Schultern. Erst mal muss ich arbeitslos werden. Vadim mag eigentlich keine Kinder. Er mag sie bloß mir zuliebe, nur meine Nichte mag er von selbst, weil er sie so in sich ruhend findet. Manchmal ruhe auch ich in mir. Vadim muss lachen: Du bist so in dir ruhend wie Tschernobyl! Ich glaube ihm kein Wort. Gerade fühle ich mich unverwundbar. Aber immer nur für einen kurzen Moment, bis mein Fahrrad umkippt und mir auf den Fußrücken fällt. Der Schmerz ist so heftig, dass ich ihn auskotzen will. Ich trage Sandalen, zum Glück ist Sommer, ich kann Sandalen tragen und muss meinen Klumpfuß nicht in Turnschuhe zwängen.

Ich habe Angst davor, mit einem Kind nie mehr allein sein zu dürfen. Was würde aus meinem Mittagsschlaf werden und meiner Vorliebe für dunkle Zimmer? Ich war nie ein Kind für draußen, wie meine Großmutter es ausdrücken würde. Sie wünschte sich ein Enkelkind, das sich mit ihr durchs Gemüsebeet pflügte. Ich aber war ein Kind für die Couch, und wenn ich schon rausmusste, dann in die Eisdiele oder den Zeitschriftenladen, um mir neue Comics zu kaufen. Ich war ein Kind für die Stadt, für schattige Gassen, fremde Menschen, die nichts von mir wollten, Nachmittage vor dem Fernseher und stille Distanz. Leider wohnten wir auf dem Land. Unser Kind, sage ich zu Vadim, müsste ein bisschen wie ich sein: glücklich, wenn es seine Ruhe hat. Ich könnte das Kind verstehen, und das Kind würde mich verstehen, aber Vadim glaubt nicht, dass das gutgehen würde. Augen auf bei der Wahl deiner Wünsche!, sagt er. Bist du sicher, dass du ein Kind wie dich willst?

Mein Freund Jamie möchte ein Probekapitel aus meinem Roman übersetzen. *There are a couple of periodicals I think might be receptive to publishing an English translation.* Das freut mich, denn es wird höchste Zeit, dass auch die englischsprachige Welt von meinen Problemen erfährt! Jamie glaubt, dass meine Neurosen auch *abroad* gut funktionieren könnten. Der Text sei gewissermaßen genuin amerikanisch. Eigentlich fehle ihm nur der jüdische Hintergrund.

Dann geht alles wieder kaputt. Die Bettwäsche ist fadenscheinig geworden, fast alle Tassen sind angeschlagen, und die Farbe der Teller platzt ab. Mein Kaffeefilter hat einen Sprung, und aus meinem Fußrücken wölbt sich Verwuchs. Kaufen wir eben neue Teller, schlägt Vadim vor. Aber ich will keine neuen Teller, ich will die alten Teller, ich will die Tassen, die drei Umzüge mitgemacht haben, ohne es sich ansehen zu lassen, ich will den Kaffeefilter, der nie einen Sprung hatte, und ich will meinen Fuß zurück, der schmerzfrei in Schnürstiefel passt. Es ist so mühsam, gegen die Zeit vorzugehen. Endlich ist alles gut, und trotzdem verändert es sich. Kann nicht alles einfach mal stillhalten? Vadim lacht. Er hätte nicht gedacht, dass ich so konservativ werden würde, kaum dass sich einmal Erfolg einstellt.

Die Stunde der Dämonen beginnt jetzt um halb vier. Ich liege drei Stunden wach, bis Vadim aufsteht, um joggen zu gehen. Dann lässt er die Katze hinein, die zu mir ins Bett springt. Mein altes Tier, mein ewiges Kind, das in meiner Halsbeuge schläft, den Kopf an meine Wange gedrückt. Ich halte sie fest und denke daran, dass sie mir bald wegsterben wird.

Violette Leduc hat das Elend der Liebe als einen ewigen Abschied beschrieben. Die Liebe, die aus lauter letzten Augenblicken besteht und ihr eigenes Ende immer schon mitdenken muss. Ein Lebewohl auf dem Bahnsteig, das man bereits fürchten muss, während man den anderen noch spürt. Wie soll man das aushalten? Es ist schon schwer genug, eine Katze im Arm zu halten. Wenn du sterben willst, dann stirb!, erlaube ich ihr. Ihre Ohren zucken, als wäre ich eine lästige Fliege.

Manchmal übe ich, ohne Vadim zu sein. Ohne Vadim bin ich ein schlechterer Mensch. Wenn er Konzerte spielt und durch die Gegend tourt, feiere ich die Strukturlosigkeit, die Verwahrlosung und das Verkommen. Ohne Vadim hat der Tag keine Stunden. Ich stehe auf, wenn ich wach werde, esse, wenn ich hungrig bin, und koche, was ich in den Schränken finde. Was ich benutzt habe, lasse ich liegen. Überall finden sich meine Spuren, es gefällt mir, unsere Wohnung einzunehmen und in einen Ort zu verwandeln, der mir alleine gehört. Auf Vadims Bettseite stapeln sich Bücher. Meine Kleidung bewohnt alle Zimmer, ich besetze die Räume, bis die Bücherstapel kippen und ich von den Dingen besetzt werde. Die Milch ist aus. Ich schütte mir Sahne mit Wasser in den Kaffee. Statt Orangensaft trinke ich Brausetabletten, bereits seit Tagen benutze ich Küchenrolle als Klopapier. Ich lasse die Haare um meinen Körper herumwuchern, hundert Jahre bin ich alt, in einen Turm aus Schweigen gemauert, und manche Tage verbringe ich ohne ein gesprochenes Wort. Meine Gesellschaft ist die Stimme im Kopf. Nachts träume ich von meiner Stimme, ich beginne, mich selbst zu verzehren, und erst, wenn Vadim zurückkommt, sortieren die Dinge sich wieder. Mir fällt ein Satz ein, den ich bei Swetlana Alexijewitsch gelesen habe: *Die Zukunft ist nicht mehr an ihrem Platz*. Wenn Vadim zurückkommt, ist meine Zukunft wieder da, wo sie hingehört.

Vor der Reise nach St. Petersburg habe ich ein bisschen Angst. Ich fürchte mich vor den Rentnern, mit denen wir fahren werden, und einer Stadt voller Vergangenheitskitsch. Zur Vorbereitung lese ich *Second-Hand-Zeit*, und in Russland, schreibt Alexijewitsch, lasse sich nicht nur die Zukunft, sondern auch die Vergangenheit nicht vorhersagen. Meine Mutter beruhigt mich: Sie kenne diesen Reiseanbieter. Da fahren öfter auch Jüngere mit, Leute wie wir! Es rührt mich ein wenig, dass meine Mutter, die ebenfalls Rentnerin ist, uns beide in einem Atemzug nennt.

Was ich ebenfalls im Vorfeld schon ahne: Diese Reise wird eine Konfrontation mit meiner Sichtbarkeit. Ich wollte immer unsichtbar sein, aber nirgendwo bin ich es weniger als hier, in dieser Reisegruppe, zwischen all den bunten Windbreakerjacken. Ich halte den Mund und versuche, nicht aufzufallen. Es ist die falsche Strategie. Die anderen reißen die ganze Zeit Witze, sie sind laut und agil, tragen das Haar in freche Fransen geschnitten und an den Füßen metallicglänzende Sneakers. Ich bin ein bunter Hund, mit meinen dunklen Klamotten und den grauen Fäden im Haar.

Aber ich lerne auch viel, bereits in der ersten Stunde, nachdem wir in Helsinki gelandet sind. Ich lerne das Alter kennen, ich sehe die Panik in ihren Augen aufflammen, sobald die Koffer auf dem Gepäckband rotieren. Ich sehe die Sorge, der Geschwindigkeit des Bandes nicht mehr gewachsen zu sein, dem Gewicht der Koffer zu unterliegen und das Versagen der Handgriffe vor aller Augen offenbaren zu müssen. Sie überspielen es lautstark, und meine Mutter ist froh, sich hinter mir verstecken zu können. Beiläufig tippe ich auf meinem Handy herum und ziehe unsere Koffer vom Band.

Meine Mutter ist aufgeregt, noch als wir im Bus sitzen. Sie guckt aus dem Fenster: Jetzt kommt gleich ein Klugscheißer!, sagt sie und zeigt auf den Mann, der als Nächstes einsteigen wird. Es ist unser Reiseleiter, wie wir später erfahren werden. Allerdings leitet er uns nur bis zum Fährhafen, wo er uns an eine Frau übergibt, die sich als Maha vorstellt. Maha sammelt unsere Pässe ein und verteilt alle Bordkarten. Sie wird uns während der Überfahrt begleiten, erklärt sie. Weiter allerdings nicht, denn in Petersburg darf sie nicht von Bord gehen, sie bekomme kein Visum und lebt auf dem Schiff. Das ändert nichts daran, dass eine unanfechtbare Autorität von ihr ausgeht. Sie spricht mit uns wie mit einer Gruppe von Schwererziehbaren, was meiner Mutter allerdings lieber ist als der Klugscheißer, der mit uns sprach, als wären wir nicht ganz dicht. Oder wie meine Mutter es ausdrückt: So dass noch jeder Dötsch ihn versteht!

David Foster Wallace, erzähle ich meiner Mutter, als wir unsere Kabine beziehen, hat auch einmal eine Kreuzfahrt gemacht. Wer?, fragt sie. Ein US-amerikanischer Autor, erkläre ich ihr, aber jetzt ist er tot, er hat sich nach seiner Kreuzfahrt das Leben genommen. Vorher hat er allerdings noch ein Buch mit dem Titel geschrieben: *Schrecklich amüsant – aber in Zukunft ohne mich.* Aha, sagt meine Mutter und kämpft mit der Kabinentür, die sich nicht öffnen lässt. Am Abend lässt sie einen Techniker kommen, damit er die Klimaanlage über unseren Betten ausstellt. Die Nacht in der Innenkabine verbringe ich zitternd, geschüttelt von den Vibrationen des Schiffsmotors, und köchelnd im eigenen Saft.

Es wird trotzdem eine gelungene Reise. Meine Mutter und ich verstehen uns gut, obwohl ich aus Versehen alle Fotos lösche und ihr vorwerfe, dass sie daran schuld ist, weil sie immerzu quatscht, wenn ich mich zu konzentrieren versuche. Wir bekommen beide heftiges Fieber, danach sind wir wieder versöhnt, und im Laufe der drei Tage, die wir auf den Spuren der Zaren verbringen, bleibt unser Bus dreimal liegen. Es ist der älteste Bus der ganzen Flotte, vermutlich der älteste Bus von ganz Petersburg, und nach der dritten Panne erklärt mir Günther aus Aachen, was zum Verschleiß eines Keilriemens führt. Das Warten in der Sonne am Straßenrand schweißt die Gruppe zusammen. Ich werde Teil von etwas, ich werde Teil der Wut auf chinesische Reisegruppen, die sich durch die Eremitage rempeln, Teil der Freude, wenn der Bus wieder läuft, Teil der Frage, wie lange die Pause dauert und wann wir wieder aufbrechen werden. Ein Höhepunkt unserer Reise ist mein Versuch, die Wärterin vom Tichwiner Friedhof zu bestechen, damit sie uns zwanzig Minuten vor Torschluss noch eintreten lässt. Ich habe Erfolg, und meine Mutter fotografiert mich vor Dostojewskis Grab, wie sie es sich vorgestellt hat. Am Fährhafen kaufe ich für Vadim ein Putin-T-Shirt, das er zum Schlafen anziehen kann, obwohl er mir vorhalten wird, dass ich den Kreml subventioniere. Meine Mutter ist stolz, als die Reiseleiterin am Ende der Reise unsere Pässe verteilt und mich als Frau Doktor aufruft. Der ganze Bus dreht sich zu mir um, und am Grenzposten muss ich ein bisschen dolmetschen, weil der neue Status mich dazu zwingt. Wir erwischen die Fähre, besteigen in Helsinki den Flieger, und erst auf dem Rückweg von Tegel, als meine Mutter bereits nach Köln-Bonn weiterfliegt, wirft sich am Südkreuz irgendwer vor den Zug. Nichts geht mehr, heißt es in den Durchsagen, und ich schreibe meiner Mutter, die längst im Rheinland gelandet sein muss: Bin gut nach Hause gekommen!

Tien sagt alles ab. Sie geht nicht ans Telefon, und ihre Mailboxansage – Bin nicht zu erreichen! – macht mir keine Hoffnung, dass sie zurückrufen wird. Dabei wollten wir wandern gehen, in der Sächsischen Schweiz. Ein paar Tage Malerweg, mal ein bisschen Erhabenheit spüren.

Ich lese einen Roman über Infantizid. Es lässt mich atemlos und beeindruckt zurück. *Dieses* Buch hätte ich gerne geschrieben! Mein eigenes gefällt mir nicht mehr. Meine Mutter sagt: Ein Kind wirst du niemals zurückgeben können! Doch auch das Geschriebene nimmt man nicht mehr zurück. Jetzt ist es in der Welt, und ich muss damit leben.

Die zehn Milligramm, die ich jetzt nehme, hauen mich immer noch um. Ich bin die ganze Zeit müde, ich möchte schlafen, wie sich andere Diabetes anfressen, weil sie süchtig nach Zucker sind. Jedes Aufstehen fühlt sich gewalttätig an. Als müsste ich mir eine Wunde zufügen, mich aus mir herausschälen, aus dem Schlaf, der mein natürlicher Zustand ist. Nur unter Zwang gelingt es mir, in den Tag vorzudringen.

Gebärende, lese ich, sollen ihre Schmerzen überwinden, indem sie sich an einen sicheren Ort denken. In der Stunde der Dämonen versuche ich es. Meine Vorstellung jagt ziellos umher. Aber dann gelingt es mir schließlich.

Mein sicherer Ort ist eine Lücke im Bücherregal, in die ich mich hineinquetschen kann.

Mein sicherer Ort ist unter dem Vordach der Küchentür, wo ich sitze und dem Regen zuhöre.

Mein sicherer Ort ist das Kinderzimmer des Vaters, wo meine Großmutter das Kissen aufschüttelt und die Bettdecke umdreht, damit ich die Kälte des Stoffes spüre.

Mein sicherer Ort ist der Geruch von Chlor, Pommes und Eis.

Mein sicherer Ort ist ein kaltes Ohrläppchen zwischen den Fingern.

Mein sicherer Ort ist Vadims Brust.

Mein sicherer Ort sind die Wiesen hinter dem Bauernhaus der Schweizer Verwandten, auf denen mein Bruder und ich Heuschrecken fangen.

Mein sicherer Ort ist die Stiege zur Dachkammer, auf der ich sitze und mich durch Zeitschriften blättere, in denen das *Mädchen von nebenan* mir seinen blanken Hintern entgegenstreckt.

Mein sicherer Ort ist der Mittagsschlaf.

Mein sicherer Ort ist der Rhythmus der Sprache.

Mein sicherer Ort ist eine Tanzfläche.

Mein sicherer Ort ist meine Katze, die auf meinem Burstkorb schläft und vor Behaglichkeit die Krallen ausfährt.

Marcella ruft an. Ich frage sie: Wo bleibt das Tolle, auf das ich gewartet habe, wenn sich meine Träume erfüllen? Marcella ist hart: Es wird nicht kommen, sagt sie. Ich warte ab, ob sie noch etwas nachschickt. Aber Marcella schweigt. Einen Trost hat sie nicht.

Vielleicht gibt es mich gar nicht, denke ich manchmal. Die Person, die meinen Namen trägt, ist bloß eine Erfindung des Internets. Nichts ist wahr, alles ist ausgedacht, und Marcella erinnert mich daran, was auch schon Knausgård gesagt habe: Er sei süchtig nach Ruhm, obwohl er sich so sehr davor ekele, etwas über sich lesen zu müssen. Aha, Marcella liest also wieder mal Knausgård. Sie will wissen, ob ich endlich *Träumen* gelesen habe. Immer noch nicht? Ich erzähle ihr, dass ich wieder viel schlafe. Na immerhin, findet Marcella. Und wenn ohnehin alles erfunden sei, könne ich mir auch selbst etwas ausdenken.

Ich schreibe meine erste Amazon-Rezension. Ich schreibe über meinen Roman, den bei Amazon noch immer niemand bewertet hat. Es geht um Selbstinszenierung und Scheinwirklichkeiten, und irgendwie fühlt es sich richtig an, auch diese Textsorte als Fiktion zu gestalten. Vadim will die Rezension für mich hochladen. Unter falschem Namen natürlich, und ich brauche einen ganzen Tag, um sie zu formulieren. Ich habe keine Ahnung, wie mein Leser sich anhören sollte. Vadim vermutet, dass er nicht in Hypotaxen schreibt. Er glaubt, mein Leser schreibe eher kurze Sätze, die nach fünf Wörtern enden. Ich finde es nicht gut, dass Vadim meinen Leser unterschätzt. Ich finde, er darf komplexere Sätze bauen, immerhin gefällt ihm mein Buch! Mein Leser hat Achtung verdient, und wenn ich mir meinen Leser schon aussuchen darf, dann kann er auch Orthographie! Vadim bleibt dabei: Ich soll mich kurzfassen, ein paar Fehler einbauen, doppelte Leerzeichen setzen, Kommata wahllos über den Text streuen. Mein Leser könne sicherlich andere Sachen, die mir nicht so gut liegen. Zum Beispiel Regale aufbauen, auf seine Gesundheit achten, Pläne machen und sich daran halten. Ich gebe mir vier von fünf möglichen Sternen. Ich will nicht unbescheiden wirken, vor mir selbst und vor Vadim, und auch mit vier Sternen bin ich zufrieden. Sogar ein bisschen stolz, ich mag die Rezension, und bis heute freue ich mich, wenn ich sie lese. Es ändert nichts daran, dass ich weiß, wer sie geschrieben hat. Denn auch wenn es die eigene Hand ist, die einen befummelt, so weiß sie doch, wo die richtigen Stellen sind.

Seit ich meinen Namen nicht mehr ganz so oft googele, mogele ich mich so durch den Tag. Bei *namestest.com* kann man sein Profil auswerten lassen, alle Daten preisgeben und im Gegenzug ein Orakel befragen. Wenn mein Leben ein Weltbestseller wäre, wie würde das perfekte Cover aussehen? Dafür sind mir keine Daten zu schade! Ich befrage das Orakel. Und siehe da, auf *namestest.com* ist Verlass: Auf dem Cover meines Lebensromans wäre ein Foto von mir zu sehen, darunter der Titel: *Fifty Shades of Faulheit. Ein Roman von Isabelle Lehn.* Das Orakel versteht was von Datenauswertung. Ich bin mir sicher, dass mein Lebenswerk ein *modern classic* würde.

In sechs Tagen wird die Longlist für den Deutschen Buchpreis veröffentlicht. Der Countdown läuft. Bei Facebook können Tipps abgegeben werden, wer unter den Nominierten sein wird. Ich scrolle mich durch die Namen im Kommentarbereich, Longlist, Longlist an der Pinnwand, wird auch mein Name genannt? Einer tippt tatsächlich auf mich. Einer von etwa neunzig. Mein Herz macht einen Sprung, und ich fühle mich wie nominiert.

Fünf Tage später erzähle ich Aenne davon: Ich bin für den Deutschen Buchpreis nominiert! Wenn auch nur bei Facebook und mit einer von neunzig Stimmen. Klasse!, findet

Aenne trotzdem. Ich habe mein Telefon auf lautlos gestellt, weil sie die Nominierten schon am Vorabend anrufen sollen und ich nicht hören will, wie mein Handy nicht klingelt. Aenne versteht das. Wer hat denn für dich gestimmt? Ich ziehe die Schultern hoch: Kenne ich nicht. Der Name ist ein Kürzel, das Profilbild etwas makaber, aber ich mag seinen Musikgeschmack. Aenne findet das gut. Sie denkt schon wieder in Stoffen: Die erfolglose Schriftstellerin, die auf Facebook ihrem einzigen Fan nachstellt.

Marcella erzählt mir davon, wie verrückt ihr Verlag sie im Vorfeld der Longlist gemacht habe. Ich bin ein bisschen enttäuscht. Mich hat im Vorfeld niemand verrückt gemacht. Sie hätten ja wenigstens so tun können, als ob, um es hinterher unbegreiflich zu nennen, dass mein Name nicht auf der Liste steht. Mir fällt wieder ein, wie Thomas Glavinic in *Das bin doch ich* am Morgen der Longlist-Bekanntgabe vor dem Bildschirm sitzt, um seinen Namen zu suchen. Wusste er nichts von dem Anruf, der schon am Vorabend kommen soll? Ich trinke noch ein paar Bier, und am nächsten Morgen bin ich verkatert, während ich in Unterwäsche vor meinem Laptop sitze, auf die Longlist-Veröffentlichung warte und mich immerhin wie Glavinic fühle.

Eines meiner Lieblingsbücher heißt *Erfolgreich gegen Depression und Angst*. Der Autor ist Psychiater und Zen-Mönch, und in dem Buch geht es vor allem um Tiere. Ich mag die Tiermetaphern, die mit ein paar Strichen alles erklären. Ich sehe sie als Piktogramme vor mir: den Delphin, der erst tief hinabtauchen muss, um schließlich hoch aus dem Wasser zu springen. Den Bären, der jedes Jahr in einen Winterschlaf fällt und akzeptiert, dass er ein zyklisches Leben führt. Und die Möwe, die fliegt und ganz im Augenblick lebt, weil sie sonst abstürzen würde. Vadim liegt neben mir, Nabokov war ein Schmetterlingsforscher, er schrieb morgens im Bett seine Träume auf, und in meinen Träumen bin ich ein Schmetterling, der nicht zu früh aus seinem Kokon kriechen darf. Ein Schmetterling, der bloß davon träumt, eine alternde Frau zu sein, die wiederum die Vorstellung hat, sich im Kampf gegen Depressionen und Angst die Piktogramme von Delphin, Bär und Möwe auf den Unterarm tätowieren zu lassen.

Ich vermisse meine Jugend nicht. Das Einzige, was ich vermisse, ist mein Unterhautfettgewebe. Das Unterhautfettgewebe ist das Geheimnis der Schönheit. Ein natürlicher Weichzeichner, der die Haut wie ein Kissen erscheinen lässt, ein eingebauter Instagram-Filter. Es heißt, eine alternde Frau habe phänotypisch immer die Wahl zwischen Kuh oder Ziege. Ich wünsche mir die Wahl zwischen Ohnmacht und Amnesie, um Sätze wie diesen nicht in meinem Kopf zu haben.

Die Bücher stapeln sich neben dem Bett. Meistens lese ich mehrere zur selben Zeit. Jeden Abend ein paar Seiten, dann wechsle ich, es gibt so viele Bücher, die ich noch lesen will, und so viele, die ich niemals zu Ende lesen werde. Vadim versteht das nicht. Er findet das respektlos, den Büchern gegenüber. Hast du nie das Gefühl, sie miteinander zu betrügen?

Ein Zettel in unserem Hausflur ermahnt alle Mieter, keine Fahrräder im Hausflur abzustellen. Der Zettel ist neu und bleibt mir ein Rätsel, denn noch nie hat ein Fahrrad in unserem Hausflur gestanden. Auf einem anderen Zettel lese ich, man solle für Ordnung und Sauberkeit sorgen. Ich gehe hinauf in die Wohnung, aber die Zettel beschäftigen mich. Woher kommen sie plötzlich? Und worauf beziehen sie sich? Das Treppenhaus *ist* sauber und ordentlich. Der Treppenabsatz, für den ich verantwortlich bin, ist der ordentlichste Teil meines Lebens!

Vadim stört sich nicht daran. Er fühlt sich von den Zetteln nicht angesprochen, und deshalb könne er sie ignorieren. Ich fühle mich auch nicht angesprochen, aber gerade deshalb tun die Zettel mir weh, sie verletzen meine Integrität. Unterschrieben sind die Zettel mit *Der Hauswirt*. Wer soll das sein? Ich überlege, selbst ein paar Zettel aufzuhängen, signiert mit *Präsidentin des Hauses* und legitimiert allein durch den Fakt, einen besseren Drucker als der Hauswirt zu haben. Mein Drucker kann sogar Plakate, und mein erster Amtserlass wäre ein Wandanschlag: Du sollst keine anderen Zettel neben mir haben!

Man kann auch »feministische Frisuren« googeln und 164 000 Ergebnisse finden. Der Buzzcut gilt als feministisch – eine Sinéad-O'Connor-Frisur, wie Ewan McGregor sie in Trainspotting trug. Ich mochte Ewan McGregor mit Junkie-Cut, und bei Frauen gilt der Haarschnitt als attraktiv, wenn er so kurz ist, dass die Kopfhaut durchscheint. Die Frau, die ihre Kopfhaut entblößt, lese ich, ersetze damit das Entblößen der Brüste, das seine Wirkung längst eingebüßt hat.

Ich hätte zwar gern Kinder, aber nicht das Leben, das in unserer Gesellschaft für Mütter vorgesehen ist. In letzter Zeit sage ich öfter solche Sätze in Interviews. Es ist ein Spiel, das um Sätze wie diesen kreist. Ich trage sie wie eine Frisur, mein feministisches Accessoire, das die Kopfhaut durchscheinen lässt, und trotzdem bin ich mir oft nicht sicher: Glaube ich mir solche Sätze?

Ich klicke mich so durch. Die Tage ziehen an mir vorbei. Ich checke meine Mails und weiß nicht genau, wonach ich suche. Vielleicht wartet das Glück ja im Spamverdacht.

Flaubert schrieb am 16. Januar 1852, genau einhundert Jahre bevor mein Vater geboren wurde, an Louise Colet, dass er davon träume, ein *Buch über nichts* zu schreiben:

Was mir schön erscheint und was ich machen möchte, ist ein Buch über nichts, ein Buch ohne äußere Bindung (…) ein Buch, das fast kein Sujet hätte oder bei dem das Sujet zumindest fast unsichtbar wäre, wenn das möglich ist. Die schönsten Werke sind jene, die die wenigste Materie enthalten (…). Christoph Heins Romanfigur Paula Trousseau träumte davon, ein ganz und gar weißes Bild zu malen. Nur Schattierungen von Weiß sollten für das Auge, das sich darauf konzentriert, allmählich sichtbar werden. Ich stelle mir ein Leben als Kunstwerk vor, umfassend wie ein *Buch über nichts* und unerreichbar wie ein monochrom weißes Bild.

Die Unsichtbarkeit, der Glamour der Verweigerung. In der *Zeit* steht: Der *beautiful loser* hat ausgedient. Ich sitze im Zug, auf dem Weg zur nächsten Lesung, und gucke mir an, was für eine schöne Verliererin ich abgeben würde. Meine Fußnägel gefallen mir. Sie sind rot lackiert, mit einem Stich ins Blaue, sie korrespondieren gut mit meiner Haut, die auch ganz leicht blaustichig ist.

Während der Fahrt lese ich ein Buch von David Wagner. Es geht um das Lesen und um die Bücher der anderen, um *Zona* von Geoff Dyer zum Beispiel, der wiederum Tarkowskis Film *Stalker* nachzeichnet: *So what kind of writer am I*, fragt sich Dyer, *reduced to writing a summary of a film? – So what kind of writer am I, reduced to writing a summary of a summary of a film?*, könnte Wagner sich fragen. Und ich könnte fortfahren: *So what kind of writer am I, reduced to writing a summary of a summary of a summary of a film?* – Dyers Antwort: *I'm getting on with something, making progress, moving towards a room of my own.* Laut Wagner spricht aus *Zona* die Angst vor der Erfüllung der Wünsche. Weil nichts so hoffnungslos sei wie der Moment, in dem man den Raum des Eigenen endlich erreicht.

Die Lesung findet auf einem Festival statt. Am Rande der Wiese steht ein riesiger Büchertisch, und darauf alle Titel, aus denen auf der Bühne gelesen wird. Ich schlendere unauffällig vorbei. Es gibt Bücher, die die halbe Fläche des Tisches einnehmen. Sie überschwemmen ihn mit ihrer Präsenz, und die Wahrscheinlichkeit ist groß, dass eine zufällig herabfallende Hand auf eines dieser Bücher treffen wird. Und dann gibt es mein Buch, in einem einzigen Stapel, hoch wie ein Turm. Der Turm wirft einen Schatten auf die anderen Bücher. Er ist im Weg, man muss darüber hinweggreifen, wenn man sich nach den anderen Büchern streckt, und alle greifen darüber hinweg. In meiner Vorstellung sehe ich den Turm bereits kippen. Meine Bücher fallen über den Tisch, eine Peinlichkeit, ein Missgeschick, das man schnell wegräumen muss. Während der Lesungen, die ich mir ansehe, muss ich den Kopf ständig zum Büchertisch drehen, um zu sehen, ob der Turm dort noch steht. Immerhin schaffe ich es, nicht die Exemplare zu zählen. Und später, als ich vom Dixiklo komme, kann ich mir einreden, dass der Stapel etwas kleiner geworden ist.

Herta Müller liest am nächsten Tag auf dem Festival. Natürlich erst, wenn ich schon wieder im Zug sitzen werde. Herta Müller ist längst ausverkauft. Ach, Herta Müller. Ich beneide Sie darum, dass Sie immer einen Platz bei sich kriegen. Herta Müller, Sie verpassen sich nie! Ich hingegen werde wieder im Zug sitzen, so inkognito, wie ich gekommen bin.

Mein Hotelzimmer liegt im Erdgeschoss. Die Hitze steht zwischen den Wänden, es soll der heißeste Tag des Jahres gewesen sein, und als ich die Fenster aufreiße, füllt sich mein Zimmer mit Rauch. Es führt zum Innenhof, und wenn ich zur Toilette gehe, kann ich die Stimmen der Raucher hören. Ich lasse die Dusche laufen, um die Raucher nicht mit den Geräuschen meiner Notdurft zu stören, und stelle mir vor, man hätte Herta Müller dieses Zimmer gegeben, Herta Müller würde hier auf dem Klo sitzen. Ich bemühe mich, selbstbewusster zu pinkeln.

In der Nacht träume ich von einer Party. Vadim und ich gehen zusammen dorthin, wir nehmen Drogen, verlieren einander und stürzen uns blind in die Nacht. Mein Körper lässt sich nicht aufhalten. Er nimmt sich, was er will, befüllt und entleert sich wie Schreien, Urinieren, es ist gewalttätig und exzessiv, ein ekelhaftes Massaker. Später im Traum sucht man nach mir. Ich fliehe mit einem Bus in den Norden. Am Busbahnhof treffe ich zwei Freundinnen. Auch nach ihnen wird gesucht, wir waren zusammen, als wir das Schreckliche taten, das ich bloß noch schemenhaft ahne. Wir sind Komplizinnen und Kronzeuginnen. Eine von uns dreien ist krank. Sie liegt nackt auf einer Mauer am Rande des Busbahnhofs. Jeder kann sie sehen. Sie windet sich in ihren Ausscheidungen, ich will sie zudecken, fortschaffen, aber wenn wir sie hier liegen und sterben lassen, sagt die andere, dann sind wir nur noch zwei, die es wissen. Wir fahren ohne sie weiter. Am Ende laufen wir durch ein Weizenfeld, von einer Gruppe von Männern gejagt, die uns einholen und aufhängen werden. Noch im Traum ist mir klar, dass es richtig ist. Noch im Traum weiß ich: Ich habe es verdient.

Der zweite Traum ist harmlos dagegen. Ich soll vor einer Schulklasse lesen. Die Schüler kennen den Text bereits, und bevor ich zu lesen beginne, steht einer von ihnen auf und verkündet im Namen der Klasse, dass sie lieber auf die Lesung verzichten würden. Ich versuche, sie umzustimmen: Ihr müsst lernen, den Widerstand auszuhalten, den Literatur euch entgegensetzt! Sonst werdet ihr immer nur schlechte Bücher lesen, wie ein Wanderer, der bloß im Flachland spazieren geht! Der Lehrer ist keine Hilfe. Man dürfe sie auf keinen Fall zwingen, sagt er, sonst könnten sie dauerhaft die Lust am Lesen verlieren. Ich gehe wieder, ohne gelesen zu haben. Mein Honorar bekomme ich trotzdem, die Fahrtkosten werden erstattet. Nach dem Aufwachen chatte ich mit meiner Lektorin. Sie ist ein wenig empört, wie klar und einfach meine Albträume sind.

Als ich schließlich auf der Parkbühne lese, hören mir vierhundert Leute zu. Aus dem Turm auf dem Tisch ist ein Meer aus meinen Büchern geworden, mit zur Kante hin ausrollenden Wellen, und ebenso viele Bücher, wie ich hier sehen könne, habe sie bereits verkauft, sagt die Buchhändlerin. Da sind sie, meine fünfzehn Minuten Ruhm, und ich habe nicht einmal einen Stift zum Signieren. Später auf der Straße, als ich meinen Rollkoffer zum Bahnhof ziehe, grüßen mich wildfremde Menschen. Ich wachse ein bisschen, und auf der Zugfahrt kontrolliert ein Schaffner die Fahrkarten, der so freundlich ist wie Baldriantee, als sähe er jedem Einzelnen an, was jeder Einzelne durchgemacht hat. Alles an ihm ist lindernde Geste. Ich denke an Tien, die alles absagen muss, und in meiner Handtasche steckt ein halbes Twix, das ich mir für schlechtere Zeiten aufhebe. Ich beobachte ein junges spanisches Paar, das schräg gegenüber sitzt und sich völlig versunken aus dem Reiseplan der Deutschen Bahn die Namen deutscher Kleinstädte vorliest. Auf meinem Schoß liegt *Second Hand Zeit*, ich höre Musik und schreibe an Vadim, dass ich lese und stinke und beim Handyquiz fünfzigtausend Euro gewonnen habe. Dann hole ich mir ein Bier aus dem Bordrestaurant, und kurz vor dem Ziel esse ich doch noch mein zerbrochenes Twix, das Karamellfäden durch meine Handtasche zieht. Ich glaube, ich bin tatsächlich glücklich. Ein bisschen schäme ich mich. Glück durch Erfolg, ist das nicht etwas zu simpel?

Aber auch das Glück hält nur kurz. Ich mache mir Sorgen um Tien, die nicht mehr kann. Sie sagt alles ab, und selbst das Absagen schafft sie nicht mehr. Ihr Mann muss mich anrufen. Es tue ihr leid, sagt er, aber es gehe ihr schlecht. Sie wollte wirklich mitkommen, sagt ihr Mann. Sie hat sich wirklich darauf gefreut, mit dir wandern zu gehen.

Ich weiß, wie das ist: sich wirklich auf etwas freuen zu wollen. Etwas wirklich wollen zu wollen, den dringenden Wunsch nach einem Wunsch zu verspüren. Sonst fühlt man nichts mehr. Ich kenne die Leere, die Taubheit, die Gleichgültigkeit. Da ist bloß noch das Wissen, tief im Gedächtnis verankert, wie sich etwas anfühlen sollte. Es ist nur noch die Erinnerung übrig, wie sich etwas angefühlt hat, aber es bleibt die Theorie des Empfindens. Umsetzen lässt sie sich nicht.

Ich lasse Tien ausrichten, dass sie ersetzbar ist. Sie soll sich keinen Stress machen: Vadim wird mit mir die Strecke gehen, oder ich frage Marcella, die sowieso überlegt hatte, mitzuwandern. Dabei wäre ich gerne mit Tien gegangen. Ich hätte gerne mit ihr in den Abgrund geblickt, auf einem Gipfel gesessen und die Erschöpfung gespürt. Ich nehme mir vor, mich nicht mehr bei ihr zu melden. Sie soll keine Kraft an mich verschwenden, an das Versteckspiel und den ständigen Druck, eine Freundin für mich darstellen zu müssen. Sie ist mir nichts schuldig. Und obwohl ich ahne, wie sie sich gerade fühlt, dringe ich nicht zu ihr durch. Das ist das Schlimmste daran: Es bleibt theoretisches Wissen. Es hilft nichts, ich erreiche sie nicht.

Marcella mag Literaturfestivals, weil die Leute dort keine Fragen stellen dürfen. Außerdem müsse man nicht mit den Veranstaltern essen gehen. Marcella mag die Gespräche nicht, in denen ihr jemand beim Essen erklärt, wie ihr Buch funktioniert. Sie mag sich selbst nicht, wenn sie aus Höflichkeit nickt, und sie mag die Dankbarkeit nicht, die man von ihr für ein Essen erwartet, zu dem sie nur aus Höflichkeit mitgeht. Hinterher, sagt Marcella, tue ihr immer alles weh. Vor allem das Gesicht, das sie wie eine Maske trägt. Sie überlegt: Vielleicht hast du mehr Glück als ich. Könnte sein, sagt sie, dass sie dich eher in Ruhe lassen, weil du auf deine Art furchterregender bist.

Ich finde das lächerlich: *Who's Afraid of Isabelle Lehn?* Alles klingt schon wieder bloß abgeschrieben.

Inzwischen googele ich mich schon aus Versehen, obwohl ich eigentlich etwas ganz anderes suchen wollte.

In der Zeitung steht, dass es ein neues Feindbild gibt, auf das sich alle einigen können: alte weiße Männer. Tien und ich sitzen auf den Treppenstufen zu ihrem Hauseingang. Wir trinken Milkshakes von Burgerking und warten auf Vadim und ihren Mann, mit denen wir ihren Umzug machen. Es ist schon wieder der heißeste Tag dieses Jahres, und Tien versteht nicht, warum sich alle so aufregen: Was haben alte weiße Männer mit ihrem Leben zu tun? Alte weiße Männer kommen in ihrem Leben nicht vor. Sie stören ihr Leben nicht. Und wenn sie einen alten weißen Mann zum Vater hätte, sagt Tien, dann wäre der wohl der einzige alte weiße Mann, der in ihrem Leben eine Rolle spielen würde. Tien ist der schönste Mensch, den ich kenne. Sie ist schön wie ein altes Handy: ohne jede Überfunktion, schnörkellos schön, es gibt nichts, was von ihr ablenken würde. Vielleicht braucht sie deshalb diese Unerbittlichkeit als Gegengewicht. Manchmal nervt sie mich damit. Wir sitzen am Straßenrand, trinken Milkshakes und sprechen lieber über meinen Roman, um nicht über alte weiße Männer streiten zu müssen. Tien spricht darüber, wie sie den Text gelesen hat (und nicht, wie er sei, was einen Unterschied mache!). Sie unterbricht mich, wenn ich sie unterbrechen will, und ich möchte sie umarmen für all die klugen Sätze, die sie plötzlich sagt und an denen sie sich Wort für Wort festklammert. Sie bleibt trotzdem unerreichbar. Nur einmal wird sie kurz wütend. Da spricht sie über Françoise Sagan und will nicht verstehen, wie man die Tiefe ihrer Bücher nicht sehen könne. Man dürfe sich nicht ablenken lassen, von den spiegelnden Oberflächen, den Cocktailgläsern auf den Covern. Natürlich werden auch Cocktails getrunken, aber darum geht es doch nicht! Tien schüttelt den Kopf und sieht so verzweifelt aus, schimmernd und vor Traurigkeit ausgehöhlt.

Marcella rät mir, mir Strategien zurechtzulegen, um auf die Fragen zum Buch reagieren zu können: Haben Sie das alles erlebt? Die Frage, die ich mir vorab stellen müsse, lautet: Linse oder Schlüssellochblick. *Durch die Linse der kritischen Theorie betrachtet, lässt sich das private zum öffentlichen Ich erklären.* Ich kann es mir aussuchen. Will ich mich selbst entblößen – oder alle Frauen verraten? Geht es um mich oder um das Scheitern der Frau im Großen und Ganzen? Um den Anspruch auf Schwäche der Frau im Allgemeinen? Leide ich für mich oder leide ich prototypisch?

Aenne will lieber wissen, ob mein Buch den Bechdel-Test bestehen würde. Gibt es mindestens zwei Frauenrollen?

Sprechen sie miteinander? Unterhalten sie sich über etwas anderes als über Männer? Natürlich tun sie das! Aenne zum Beispiel spricht fast ausschließlich von dieser Frau, der sie schon so lange verfallen ist. Ich mache mir Sorgen um sie, nicht um den Bechdel-Test: Aenne hat seit Monaten nichts mehr geschrieben. Ihr ganzes Fühlen und Denken, ihre ganze Vorstellungskraft ist von dieser Frau okkupiert. Seit Aenne sie kennt, fühlt ihr Leben sich an wie geparkt, irgendwo abgestellt, wo Aenne darauf wartet, dass diese Frau, die einen Mann und zwei Kinder hat, sie einmal pro Woche für ein paar Stunden bewegt. Nicht einmal schreiben kann Aenne darüber. Einmal habe sie es versucht, den Text aber sofort wieder gelöscht, weil er niemals erscheinen dürfe. Trotzdem habe sie die Sätze im Kopf behalten. Ein paar davon verrät sie mir, und ich finde, dass es eine Schande ist, auf solche Sätze verzichten zu müssen, für jemanden, der sie nicht einmal liebt. Ich muss ihr trotzdem versprechen, nichts davon preiszugeben.

Wie geht's?, textet Suska. Ich weiß es nicht. Es ist immer noch schlimm, schreibe ich. Anders schlimm, aber immer noch schlimm! Wir texten hin und her, feiern unsere Wunden, und die US-Autorin Leslie Jamison fragt sich, wie es gelingen kann, weiblichen Schmerz darzustellen, ohne ihn zum Fetisch zu machen. *Das Schwierige ist, dass es jenseits dieser obszönen Faszination für Frauen, die sich selbst verletzen, schlechten Sex haben und zu viel trinken, tatsächlich Frauen gibt, die sich selbst verletzen, schlechten Sex haben und zu viel trinken.* Wir kennen diese Frauen! Nur: Darf man über sie schreiben? Ich frage Suska: Macht uns das schwächer, als wir sind? Oder wäre es nicht sehr viel schwächer, jede Schwäche verleugnen zu müssen?

In einem Interview erzählt Karl Ove Knausgård, dass er *Madame Bovary* für den besten Roman aller Zeiten halte. Er erwähnt die Briefe Flauberts, die gerade auf meinem Nachttisch liegen, und es ärgert mich, dass ich kaum etwas festhalten kann, bevor ich es bei anderen lese. Meine Agentin, die auch Thomas Melle betreut, findet das alles nicht so dramatisch. Melle, der auf eine Art manisch ist, die all meine Wünsche kuriert, habe mir noch genug übrig gelassen! Es ist genug Leid für alle da, merke ich mir, und immer wieder bin ich beeindruckt davon, wie viel Enthusiasmus meine Agentin verströmt, selbst wenn sie mir lächelnd erklärt, dass ich den Vorschuss niemals einspielen werde.

Ab und zu bekomme ich Post von einem Modehaus, adressiert an Frau Dr. Anne Isabelle Lehn. Mehr Namen habe ich nicht zu bieten, und auf den Flyern, die mir Rabatt auf alle möglichen Marken versprechen, sind elegant gekleidete Frauen zu sehen. Sie müssen ungefähr in meinem Alter sein. Ich zeige Vadim die Flyer: So könnte ich auch aussehen, wenn ich es versuchen würde. Er findet das schick, und ich stelle mir mich in diesen Klamotten vor. Ich gefalle mir sogar. Und trotzdem würde ich so etwas nie tragen. Ich habe nicht das passende Leben im Schrank.

Ich ernähre mich von Kaffee und Softeis, seit ich gelesen habe, dass man Softeis in Kaffee auflösen kann. Ohne Unmengen von Zucker im Kaffee werde ich längst nicht mehr wach. Selbst zur Körperpflege bin ich zu träge, und Vera empfiehlt mir, ich sollte zum Sugaring gehen. Sie bereinigen alles, sogar die Pofalte, es schmerze nur kurz – man müsse nicht zusehen, wie der Körper langsam verwildert. Ich sehe an mir hinab. Die Haare wuchern wie eine Dornenhecke, und ohne Unmengen von Zucker, die man mir von der Haut reißen könnte, würde ich längst nicht mehr glatt. Ich versuche es, was soll schon schiefgehen. Der Schmerz küsst mich wach, und ich sehe, dass ich kaum gealtert bin: Hundert Jahre geschlafen, aber immer noch seidig und nackt. Wer hätte gedacht, dass ewige Kindheit so billig zu haben ist: fünfundvierzig Euro, *bikini complete.*

Wir fahren zu Vadims Mutter aufs Land. Gemeinsam besuchen wir einen Hofladen, streicheln ein Zicklein und Kälber, die an meinen Fingern nuckeln, füttern fette Kaninchen mit Löwenzahnblättern. Kurz denke ich darüber nach, wie es wäre, mit einem Stall voller Tiere zu leben. Ich würde nichts anderes tun, als für meine Tiere zu sorgen, mich mit kleinen Ferkeln umgeben und zwei alte Esel besitzen. Ich würde beginnen, im Rhythmus der Tiere zu leben, um schließlich selbst zu verwildern, wie Marlen Haushofers Erzählerin im Roman *Die Wand.* Ein Leben auf dem Land mit den Tieren – mit einer Wand wäre es mir vielleicht möglich, abgetrennt von allem anderen. Mit so einer Wand könnte ich vielleicht meinen Frieden machen.

Und dann wird es Herbst. Die Farben flammen noch einmal auf, und die Gerüche sind plötzlich so stark, dass ich im Park den Atem anhalten muss. Es riecht nach Erde und Nässe und Endlichkeit. Das Licht verschwindet, die Nächte sind kühl, und Vadim freut sich: Bei Aldi beginnt die Lebkuchenzeit.

11 Herbst

Ein Junkie klaut meine Handtasche. Ich bin schon öfter bestohlen worden, aber das hier ist neu: Er stiehlt sie während der Fahrt aus meinem Fahrradkorb. Es macht einen Ruck, dann überholt er mich, und meine Tasche klemmt unter seinem Arm. Du blödes Arschloch!, brülle ich ihm hinterher und trete in die Pedale. Ich habe keine Chance, und trotzdem frage ich mich, was ich mit ihm anstellen werde, wenn ich erst auf seiner Höhe bin. Ihn vom Fahrrad treten und mich dann auf ihn stürzen? Er kreuzt einen Parkplatz, und ich muss einem Auto ausweichen. Als ich wieder aufsehe, ist er verschwunden. Einfach weg, mit meinen Sachen. Ich steige ab, und muss mich am Lenker festhalten. Ich zittere vor Blödheit. Die Einkaufstüte, unter der er meine Tasche hervorgezerrt hat, liegt noch im Korb. Nur die Tomaten sind verlorengegangen. Ich schiebe mein Fahrrad nach Hause, und vor der Haustür finde ich den Schlüssel in meiner Hosentasche. Ich werde ganz schwach vor Erleichterung. Portemonnaie, Handy, Sonnenbrille waren in meiner Tasche, Müll, ein paar Stifte, nichts Wichtiges. Was ist mit meinem Notizbuch? Ich renne die Treppe hoch und schaffe es kaum, den Schlüssel ins Schloss zu stecken. Mein Notizbuch liegt auf meinem Schreibtisch, zwischen den Seiten der Füller, Vadims Geburtstagsgeschenk. Ich bin so froh. Ich drücke es an mich und heule ein bisschen.

Wie kann man nur so dämlich sein?, frage ich Vadim. Warum verhalte ich mich nie so klug, wie ich sein könnte? Vadim schüttelt den Kopf und gibt mir einen Kuss: Du bist immer nur so blöd, wie du bist!

Es ist schon heller Tag. Die Affen warten darauf, von mir gefilmt zu werden, und draußen schreit die Katze nach Futter. Ich bin eine Kämpferin, murmle ich in die Kissen. Ich bin eine Kämpferin, ich stehe immer wieder auf! Aber diesmal schaffe ich es nicht. Ich saß bis Mitternacht auf dem Polizeirevier, und manchmal frage ich mich, wie lange die Katze noch unterscheiden kann, ob ich schon tot bin oder immer noch kämpfe. Eines Tages wird sie meine Augäpfel fressen. Sie wird meine Lippen anknabbern, ich bin eine Kämpferin, murmele ich in die Kissen und schlafe wieder ein, Augen und Mund fest verschlossen.

Als ich gerade die Videos schneide, klingelt mein Handy. Es ist die Pressestelle der Polizei. Ich soll im Fernsehen auftreten, als Opfer des Handtaschendiebs, ich soll die Szene nachspielen und ein kleines Interview geben. Gerade häuften sich solche Fälle. Ob ich dazu bereit wäre? – Nein, eher nicht. Ich versuche, nicht allzu gedemütigt zu klingen. Später muss ich mir gut zureden: Ich bin eine Schriftstellerin, ich gebe Interviews als Schriftstellerin und nicht als Opfer des Handtaschendiebs! Ein schlechtes Gewissen habe ich trotzdem. Verrate ich damit meine Bürgerpflicht? Unsinn, findet Vadim. Selbst du hast so etwas wie Würde!

Marcella erklärt mir, wie man mit schlechten Kritiken umgeht. Was immer helfe, sei der Nazivergleich. Ich erzähle ihr von diesem Blogger, der mein Buch wirklich hasst. Marcella googelt ihn, und sofort stellt sie fest, dass er ein Nazi sein muss: Bei dieser Frisur! Ich darf mich nicht weiter über ihn ärgern. Sonst werde ich selbst zum Nazi, und ich verspreche Marcella, dass ich es versuchen will: unantastbar zu bleiben, unangreifbar, in der Erhabenheit des Nazivergleichs.

Die Raserei hört nicht auf. Was ist mit meinem Libidoschwund? Nichts als ein leeres Versprechen, auf dem Beipackzettel von Cipralex. Ich könnte mich auf dem Boden herumwälzen. Dieser Körper will angefasst werden, und wenn es nur der Fußboden ist, der ihn berührt. Vadim würde mir gerne helfen. Das geht aber nicht, weil ich Scheidenpilz habe. Was ist nur los mit diesem Körper? Macht er sich über mich lustig? Erst ist er so gierig, dann kriegt er eine Pilzinfektion! Ich lasse mich nicht von ihm erpressen. Noch steht es unentschieden, welches Jucken und Brennen das Stärkere ist.

Als ich ein Kind war, hielt ich mich eine Weile für frei. Frei, mich umzuschauen und dabei nicht gesehen zu werden.

Ich glaubte an den unsichtbaren Blick. Ich war mir sicher, dass nur der Stand der Pupillen verriet, was man fixierte. Und da ich dunkle Augen hatte, in denen Pupillen und Iris verschmolzen, konnte niemand sehen, was ich sah! Und ich sah alles. Ich nahm alles auf, studierte schamlos meine Umgebung, ich guckte und guckte und starrte alles ungeniert an. Manchmal wunderte ich mich, dass die Leute in meiner Nähe sich wegdrehten. Andere blickten missmutig zurück. Ich glaube, sie fanden mich damals schon komisch. Ich fand mich immer normal.

Es gibt auch Dinge, die ich nicht sehen will. Jeden Tag sehe ich mindestens drei Männern auf dem Parkplatz vor meinem Fenster beim Pinkeln zu. Sie stellen ihre Autos an der Turnhalle ab, steigen aus, treten vors Gebüsch und urinieren. Manche schauen sich vorher um, andere nicht. Sehen kann ich sie alle. Ich sitze am Schreibtisch und überlege, ein Schild ins Fenster zu stellen:

Ich sehe Sie gerade pinkeln.
Ich schreibe darüber, wie klein Ihr Penis ist.
Diese Art von Literatur wollen wir nicht!

In einem Workshop, von dem ich in der Zeitung lese, kann man *Radikale Ehrlichkeit* lernen. Auch mein Therapeut hatte einmal solche Pläne für mich. Ich sollte einen Tag lang radikal ehrlich sein. Es ist die einzige Aufgabe meiner Therapie, an die ich mich nie herangewagt habe: jeden einzelnen Gedanken laut aussprechen, ungefiltert und völlig unzensiert. Ob es nicht einen Versuch wert wäre?, fragte mein Therapeut. Klar, warum nicht mal herausfinden, wie viele Beziehungen sich im Laufe eines Tages zerstören lassen!

Radikale Ehrlichkeit hat ihren Preis. Der Workshop kostet fünfhundert Euro. Man müsse lernen, den Geschichten über sich selbst zu misstrauen. Jede Deutung sei bereits eine Lüge, jedes Rollenkonstrukt, jede Identität. Was wir *Ich* nennen, sei eine Lüge, man dürfe allein von der Physis berichten. Das lerne man im Workshop: auf seine Körpersignale hören, radikal ehrlich sein! Ich fasse es nicht, *das* ist die Lösung? Die Beschreibung von Körperfunktionen, die Abkehr vom *Ich* und der Vorstellungswelt? Beinahe hätte ich fünfhundert Euro bezahlt.

In der Mediathek sehe ich mir eine Aufzeichnung mit Roger Willemsen an. Da hat er bereits weißes Haar, und trotzdem wirkt er noch wie ein Kind, das sich für die Banalitäten des Alltags begeistern kann. Es ist ein anrührendes Interview, nicht nur, weil man weiß, dass er sterben wird. Inzwischen sei er nicht mehr bereit, seine Freude am Schreiben gegen etwas weniger Schönes einzutauschen. Höchstens gegen das Reisen. Weil es wohl einen Zusammenhang gebe zwischen dem *in die Welt wollen* und dem *aus der Welt raus wollen*. Ich frage mich, ob auch das Sterben und das Schreiben verwandt sind, das *aus der Welt raus wollen* und das *aus der Welt sein*. Mir gefällt die Vorstellung, dass das Sterben der letzte Satz ist, den man schreibt.

Ein neuer Tag mit altem Minimalziel: Das Katzenklo reinigen und neu befüllen. Mein Chef schreibt eine Mail. Er hält meinen Entwurf des Forschungsantrags für großen Mist. Die wenigen Einwände, die er ins Feld führt, kann ich alle entkräften. Aber ich lasse es lieber. Wozu der Aufwand, es wird laufen wie immer: Erst überzeuge ich ihn, und dann vergisst er es wieder. Am Ende ist der Antrag bloß Mist.

Wenn ich Duras lese, freue ich mich. Duras schenkt mir die Freude des Nichtverstehens, weil ihre Sprache vom Unsagbaren handelt. Ich freue mich an der Vorstellung, dass ihre Sprache, die vom Nichtverstehen handelt, immer mehr ist als das, was sie ausdrücken kann. Die Freude der Unvermittelbarkeit, indem das Denken an die Grenzen der Sprache stößt. Und dahinter: beginnen die Ahnungen, die Intuition und das Chaos, die Duras in ihren Texten beschwört. Ihre Figuren sind Streuner, die an der eigenen Auflösung dichten. Was Duras ihnen erlaubt, verbiete ich mir jeden Tag. Duras ist die Dichterin der Grundlosigkeit. Sie lässt mich an Donath denken, die Papierflieger auf eine weiße Wand werfen will.

Meine Mutter ruft an und erzählt, dass sie seit Tagen Zahnschmerzen hat. Wir reden lange und ausführlich darüber, manchmal sind mir Schmerzen sehr lieb, wenn sie jemand anderem gehören. Meine Mutter kennt dieses Gefühl. Die Großmutter meiner Schwägerin, sagt sie, sei vergangene Nacht überraschend gestorben. Die Großmutter meiner

Schwägerin war dreiundachtzig Jahre alt, und trotzdem kam ihr Tod aus dem Nichts, sagt meine Mutter: Nichts sei vorbereitet, nichts sei bezahlt! Mein Bruder müsse jetzt für alles aufkommen, und meine Mutter findet, dass er wirklich ein sehr schweres Leben hat. Ja, sage ich, er hat es schwer! Und ich erinnere sie nicht an die Zeit, als wir fürchteten, ihn vielleicht niemals wiederzusehen, hinter seinem glasigen Blick. Du hingegen, sagt meine Mutter – aber dann ist es schon spät, und ich muss leider los, in den Zoo und in die Bibliothek, weil mein Antrag umgebaut werden muss. Das Katzenklo ist immer noch dreckig.

Ich möchte mich gern von mir trennen, singt Hildegard Knef. In dieser Nacht träume ich davon, dass ich mich mit mir selbst duelliere. Ich stehe mir gegenüber, ziehe, ziele und drücke ab, aber die Kugel verfehlt mich. Die andere Kugel trifft. Ich sterbe vor meinen Augen und bin zum Glück noch einmal davon gekommen. Aber die Zweifel bleiben: Hat es vielleicht die Falsche erwischt?

Donald Trump wird zum Präsidenten der USA gewählt. Es ist der neunte November, es ist immer der neunte November, wenn etwas passiert, das nicht möglich gewesen ist, und die ganze Stadt bewegt sich im Energiesparmodus. Es ist, als wäre jemand gestorben. Der Straßenlärm hat seinen Pegel gesenkt, die Tram fährt nur noch stockend, und alle, die mir begegnen, wirken mehr taub als lebendig. Letzte Nacht ist die Welt gestorben, in der ich leben will. Ich bin nicht darauf vorbereitet. Daran zu glauben wäre

Verrat am Glauben an das Gute gewesen, aber nun steht es fest: Donald Trump wird der fünfundvierzigste Präsident. Ich schließe meine Augen und höre zu, wie er seinen Rotz abhustet. Er geht hinter mir die Treppe hinauf, letzte Nacht ist meine Würde gestorben, sie ist antastbar wie meine Pussy geworden.

An solchen Tag bin ich froh, dass Vadim und ich kein Kind haben werden. Kein Kind zu haben sichert mich ab. Es nimmt mir die Angst vor der Welt, in der Vadim auch ohne mich klarkäme. Meine Eltern werden alt, und manchmal tröstet mich der Gedanke, dass die Menschheit sich bald auslöschen wird. Vadim sieht das anders. Ihm würde es leidtun um die Menschheit, obwohl er Menschen im Speziellen nicht mag. Bei mir ist es andersherum. Ich hänge nicht an der Menschheit, mir ist egal, was sie bisher geleistet hat. Ich mag bloß Menschen, ich mag die, die mich streicheln.

Niemand ruft an. Niemand verleiht mir einen Literaturpreis, auf den ich so sehnsüchtig warte. Wenn schon kein Publikumsschlager, dann wenigstens ein Kritikerliebling, und ich würde auch einen Förderpreis nehmen! Man schrumpft mit seinen Ansprüchen, sagt Aenne. Die Liste meiner nicht erhaltenen Preise ist lang. Einer aber sticht besonders hervor, weil der Anruf, auf den ich vergeblich wartete, vorab sogar angekündigt war. Sie schickten eine Mail: Ich sei in der Endauswahl für einen Preis und bekäme nach der Jurysitzung zwischen 17 und 19 Uhr Bescheid. <u>*Um Erreichbarkeit wird gebeten*</u> [i. Orig. unterstrichen]. Ich wartete bis fünf. Dann war es Viertel nach fünf, dann halb sechs, und niemand rief an. Ich suchte die E-Mail heraus. Da stand: Früher Nachmittag. Wie kam ich auf 17 bis 19 Uhr? Draußen war es bereits dunkel, und seit drei Stunden stand es schon im Internet: +++ *Wieder kein Preis für Isabelle Lehn* +++

Ich kaufe mir ein Sofa. Ich will vorbereitet sein auf meine Arbeitslosigkeit, die zum Jahresanfang beginnt. Ich stelle mir vor, wie ich auf meinem Sofa liege und jedes Mal, wenn Suska mich anruft, dieselbe Antwort auf ihre Frage habe, was ich gerade mache: auf meinem Sofa abhängen und lesen! Das Leben wird gut sein, eine glückliche Zeit. Mein Therapeut sagt: Leisten Sie sich ruhig einmal etwas! Und Suska wird sagen: Dein Sofa hat sich richtig bezahlt gemacht!

Auch Tien kann gerade nur auf dem Sofa liegen. An besseren Tagen besuche ich sie, und dann erzählt sie mir, wie sie sich die Hölle vorstellt: Bis in alle Ewigkeit müsse man E-Mails beantworten. Man werde nie damit fertig, weil immer neue Mails nachkommen werden. Das Prinzip Hölle bedeutet: Man muss in alle Ewigkeit tun, was man am meisten verachtet. Tien wirkt völlig fertig, als sie mir davon erzählt.

Am nächsten Tag schreibe ich ihr trotzdem eine Mail. Ich beginne damit, dass sie mir nicht antworten muss. Dann bitte ich sie, in eine Klinik zu gehen. *Ich will meine Freundin zurück*. Tien antwortet nicht. Es tut mir weh, trotz meiner Einleitung. Als wir uns das nächste Mal sehen, ist schon Silvester, und wir planen, im nächsten Jahr wandern zu gehen. In den Dolomiten, schlägt Tien vor. Sie hat ein Angebot mit Lamas gefunden. Wir stoßen auf das neue Jahr an, das hoffentlich ein besseres wird, und Tien verspricht, sich wieder öfter mit mir zu treffen. Aber ich will mich nicht öfter mit ihr treffen. Nicht mit dieser Tien. Ich will meine Freundin zurück.

Das Glück spricht eine Sprache, die jeder versteht. Jedes Unglück aber spricht nur zu sich selbst. Tien würde das Gleiche denken wie ich: Tolstoi hätte das besser gesagt. Aber wir sprechen nicht darüber, dass wir nicht mehr sprechen. Wir finden keine gemeinsame Sprache.

Ich an Tiens Stelle würde sofort in die Klinik gehen. Oder hat auch sie Angst vor dem Verlust letzter Hoffnung? Es kommt mir wie ein blinder Fleck vor, eine Leerstelle in meiner Geschichte. Dinge, die ich vor meinem Tod noch erlebt haben will: einmal stationär in die Psychiatrie. Ich glaube, dass ich mich dort sehr wohl fühlen würde. So viele Menschen, die mir etwas bedeuten, haben sich dort wohl gefühlt, dass auch mir die Psychiatrie etwas bedeuten würde. Irgendwann werde ich es wagen. Ein Ort wie ein Uterus, an dem man im Trüben schwimmt, mit Nährstoffen und Medikamenten versorgt. Niemand verlangt etwas, man ist einfach nur da. Sabbernd, sich um die eigene Achse drehend, taub und trotzdem völlig normal.

Meine Kollegin Judith schwärmt von einer sorglosen Zeit. Fabian traf dort einen alten Schulfreund wieder, es sei besser als Facebook, sagt er: Irgendwann kommen alle dorthin, und Sonja und Marc haben sich auf Station kennengelernt. Sie leben jetzt zusammen in seinem Haus, von seiner Berufsunfähigkeitsrente, im Garten bauen sie Gemüse an, manchmal kümmern sie sich um Findelkatzen, die das Tierheim ihnen vermittelt, und auch Suska muss ihren neuen Freund ab und zu davon abhalten, nicht an den Toren des Landeskrankenhauses zu rütteln, in das er sich zurücksehnt wie ein Kind nach seinem sicheren Platz vor dem Fernseher. Nein!, sagt sie dann mit aller Strenge. Nein, Tobi, nein! Es gibt jetzt keine Klinik für dich!

Nur Livia erzählt, dass ihre Schwester in der Psychiatrie nicht ganz glücklich sei. Die Stimmung ist meistens schlecht, die anderen Depressiven sind viel depressiver als sie. Ihr Zimmer riecht nach Fuß. Und an der Kletterwand schafft sie es nie bis ganz oben.

Mein Bruder führt heute ein gutes Leben. Das Leben eines Mannes, für dessen größtes Problem meine Mutter es hält, dass seine Schwiegergroßmutter mit dreiundachtzig verstirbt, ohne ihre Beerdigung bezahlt zu haben. Mein Bruder behauptet, er sei in der Psychiatrie und in den Wochen davor glücklich gewesen. Etwas Schöneres als die Stimmen habe er zuvor nie gehört. Sie sagten ihm, er sei der Auserwählte. Mein Bruder fühlte sich wohl. Und trotzdem wollte er ins Leben zurück, weil er seine Freunde vermisste.

Was die Stimmen für meinen Bruder waren, ist für mich wahrscheinlich der Schatten. Ich kann ihn nicht wirklich loslassen. Es fühlt sich richtig an, ihm immer nur knapp zu entkommen. Er folgt mir um die Häuserecken, bereit, sich plötzlich auf mich zu stürzen, mich in ein schwarzes Loch zu verwandeln. Ich finde es richtig, von dem Schatten zu wissen. Solange er mir folgt, fühle ich mich von der Sonne beschienen. Oder wie meine Mutter es ausdrückt: Seit du krank bist und deine Tabletten nimmst, führst du doch ein sehr gutes Leben!

Vor unserem Fenster ist ein tiefes Loch, eine riesige Grube, in die die Pinkler durch die Bauzäune schiffen. Das Loch soll eine Grundschule werden. Der Oktober ist golden, das Licht fällt durch den graubraunen Staub, den die Baufahrzeuge über die Straße wirbeln. Man kann die Fenster nicht mehr öffnen, und trotzdem ist der Staub überall. Er klebt auf meinem Laptop, in meinen Haaren, auf meiner Haut, und ich rufe beim Ordnungsamt an. Sie werden jemanden schicken, sagt die Dame am Telefon – danke für den Hinweis, Frau Lehn! Ich fühle mich verstanden. Nur Vadim macht sich über mich lustig. Du rufst nicht wirklich beim Ordnungsamt an, weil unsere Fenster so schmutzig sind?

Im Kino sehen wir uns *Die Blumen von gestern* an. Der Film gefällt uns, auch wenn wir uns nicht vorstellen können, woher das Geld kam, um ihn zu produzieren. Die Geschichte ist völlig durchgeknallt. Auf dem Heimweg pitche ich sie: Eine romantische Komödie um zwei Holocaust-

Forscher – er impotent, sie suizidal –, die sich ineinander verlieben, während sie gemeinsam einen Auschwitz-Kongress organisieren. Vadim schüttelt den Kopf: Never ever gebe ich dir dafür Geld! Ich pitche noch einmal: Ein Film über die Traumata, die der Holocaust in der Enkelgeneration hinterlässt. Die Nachfahrin eines Auschwitz-Opfers und der Enkel eines SS-Täters verlieben sich bei dem Versuch ineinander, ihre Familiengeschichte aufzuarbeiten, die sie schicksalhaft miteinander verbindet. Vadim nickt, jetzt bekomme ich das Geld. Ich habe es immer gewusst: Es kommt bloß darauf an, wie man pitcht!

Auch der *beautiful loser* ist nur ein Narrativ. Seine Zeit mag gekommen sein, und trotzdem sitzen wir gemeinsam am Frühstückstisch. Manchmal habe ich die Tablettenpackung in der Hand und weiß nicht mehr, ob ich noch schlucken muss oder schon geschluckt habe. Ich zähle die leeren Ausbuchtungen im Blister. Vier Pillen sind weg, sechs sind noch da. Was bedeutet das jetzt? Der *beautiful loser* ist ratlos. Ich schlucke lieber noch mal, im Zweifelsfall besser als keinmal. Vielleicht wird alles doppelt so gut!

12 Winter

Über Nacht hat es geschneit. Der Schnee hat die Baugrube ausgekleidet und die Spuren der Baufahrzeuge zugedeckt. Nur ein paar frische gelbe Spritzer um den Zaun sind zu sehen.

Am Nachmittag treffe ich eine Buchbloggerin. Ich soll in ein paar Worten zusammenfassen, worum es in meinem Buch geht. Hat sie es denn nicht gelesen? Ich bin nicht gut im Pitchen, gestehe ich ihr, zumal es größtenteils um das Scheitern geht. Um die Würde des Scheiterns, das Gelingen des Scheiterns, um ein würdevoll gescheitertes Leben. Ich behaupte: Ein Buch kann nur vom Scheitern erzählen, indem es sich das Scheitern zum Ziel erklärt. Man kann nur scheiternd über das Scheitern schreiben, auf ganzer Linie und auf allen Ebenen, scheiternd am Auftrag, etwas zu erzählen, scheiternd am Plan, sich einen Inhalt zu eigen zu machen, scheiternd am Formprinzip und am eigenen Anspruch. Die Buchbloggerin findet das sehr ambitioniert. Ob ich glaube, dass es mir gelungen sei?

Der Buchmessenmann meldet sich jetzt wieder öfter. Als würde er spüren, dass er verblasst. Einmal hat er behauptet, dass er intuitiv wisse, wie es mir geht – auch ein Grund, sich nicht zu melden. Jetzt ruft er wieder an. Er versucht es zumindest. Intuitiv hebe ich nicht ab.

Manchmal glaube ich, dass alles nur in Einzelheiten erträglich ist. Der Schnee vor dem Fenster. Das weiße Blatt. Der Dampf, der aus der Teetasse aufsteigt. Das Brillenputztuch. Der Schnee vor dem Fenster. Der unbefleckte Himmel. Das dampfende Blatt. Der weiße Himmel. Das Brillenputztuch. Der unbefleckte Blick aus dem Fenster. Das weiße Blatt und der dampfende Tee. Das Papier. Die weiße Glühbirne. Die weiße Wand. Die Unruhe. Das Brillenputztuch. Der Blick durch zwei beschlagene Gläser. Die nackte Angst. Der Dampf aus der Tasse. Die Verschmutzung. Die Stille. Der Schnee. Ein Auto bewegt sich. Das Geräusch eines Motors. Zwei knallende Türen. All die Menschen, die ich nicht sehe. Das Papier

Wenn der Kopf nicht mehr mitmachen will, tippe ich meine Notizen ab. Ich tippe so gut wie noch nie, fast ohne Fehler, mit drei Fingern und so schnell wie mit zehn. Es macht mir Angst, wie gut ich im Abtippen bin – als wäre ich dazu bestimmt. Dann wieder bewundere ich, was meine Finger tun. Ich bin ein wertvoller Mensch, der etwas leistet, solange sich die Tasten bewegen.

Die Logik der Unvernunft: Man gibt zu viel Geld für einen neuen Mantel aus und kauft sich obendrein ein paar Stiefel, denn jetzt kommt es nicht mehr darauf an. Man schläft erst mit einem Mann und dann mit allen, denn jetzt kommt es nicht mehr drauf an. Man isst bloß ein Softeis und hinterher das Burger-Menü, denn jetzt kommt es nicht mehr drauf an. Man stößt mit einem Glas Sekt an, der *sober january* ist sowieso schon im Eimer – und jetzt kommt es nicht mehr drauf an. Die Macht des Misserfolgs liegt in der Freiheit: Einmal erkannt, dass die Schlechtigkeit siegt, kann man völlig hemmungslos scheitern.

Der Verlag schickt mir Pressebelege. Es sind Kopien von Rezensionen auf schwerem, gutem Papier. Auch die Verrisse sind auf schweres, gutes Papier kopiert. Nichts, was ich jemals geschrieben und ausgedruckt habe, stand auf so gutem, schwerem Papier. Was ist das für ein Leben, in dem man stundenlang damit beschäftigt ist, über das Gewicht von Papier nachzudenken? Manchmal bin ich froh, dass es die Affen gibt.

In Belgien riet man den Gelbsüchtigen früher, eine Goldammer so lange anzustarren, bis sie die Krankheit aufnähme und tot vom Stamm fiele. Turteltauben wurden in einem Verschlag unter der Ofenbank gehalten, damit sie die Gicht auf sich zögen. Das Streicheln eines Hundes stärkt die Abwehrstoffe, weiß man auch heute. Freundschaften mit Tieren schützen vor Herzinfarkt, mit Kaninchen hat man gute Erfahrungen bei der Behandlung von Wachkomapatienten gemacht, und Demenz wird gemildert, wenn alte Menschen mit Hühnern zusammenleben. In Mensch-Huhn-Gemeinschaften geht auch die depressive Symptomatik zurück. Die Gesellschaft von Ziegen, Schafen oder Schweinen lindert Depressionen und Schizophrenie.

Es sind die letzten Tage im Zoo. Ich räume meinen Schrank aus, bringe Kuchen mit und schneide Obst, das eigentlich für die Affen bestimmt ist. Mein Chef kommt nur kurz vorbei und belädt einen Teller. Er hat noch zu tun. Der Antrag ist fertig und endlich gut genug, dass sein Name darunterstehen kann.

Rita, unser Buchmessengast, hatte eine Epiphanie. Sie ist neunundzwanzig Jahre alt, im selben Alter wie Buddha, als er noch Prinz Siddhartha hieß und zum ersten Mal die Mauern des Palastes verließ, die alles Leid von ihm abgeschirmt hatten. Er sah einen Alten, einen Kranken und einen Sterbenden, und auch Rita musste vor ein paar Tagen die ganze Tragik des Daseins erkennen, als sie mit ihrem Freund im Auto nach Tegel fuhr, auf der Suche nach einem Minigolfplatz. Sie fanden den Minigolfplatz nicht. Und weil es Wochenende war, waren auch alle anderen Menschen unterwegs und auf der Suche nach einem Ort wie dem Minigolfplatz, der ihrem Leben Bedeutung verleihen sollte. Rita wurde von blankem Entsetzen gepackt. Sie spürte den Schmerz und eine haltlose Trauer, sie sah das Leid und das Elend der Welt, die Kinder im Wedding, das Alter, die Krankheit, das Sterben, im Radio lief *There's no leaving now*, und Rita wusste, dass ihre Suche nach dem Minigolfplatz doch nur mit dem Tod enden würde. Durch die grauen Fassaden ging plötzlich ein Riss, und dahinter lebten so viele Menschen, es sammelte sich so viel gelebte Vergeblichkeit an, mehr, als Rita zu ertragen bereit war. Sie weinte und fuhr viel zu schnell, und auf dem Beifahrersitz saß ihr Freund, der sich festklammerte und von Rita anschreien ließ, wo das alles hinführen sollte! Er wusste es auch nicht. Schließlich fanden sie den Minigolfplatz, aber Rita konnte sich nicht beruhigen. Es zerriss ihr das Herz. So viele Menschen, all diese schrecklichen, sinnlosen Menschen!

Seit diesem Tag interessiert Rita sich für das Alter. Sie interviewt mich dazu. Weiß man um die eigene Sinnlosigkeit? Ich versuche sie mit einem Satz zu trösten, den meine Lektorin in den Klappentext meines Buches geschrieben hat: *Das Leben ist gut. Man darf es bloß nicht daran messen, wie man es sich vorgestellt hat.*

Und plötzlich ist das Leben tatsächlich so gut wie noch nie. Endlich bin ich arbeitslos, und ich genieße es in vollen Zügen. Ich experimentiere mit Schlafenszeiten, treffe Freunde und komme erst spätnachts zurück. Die Tage verbringe ich auf dem Sofa. Der neue Couchtisch hat eine Zwischenablage, die ich mit Büchern belade. Es ist ein sehr guter Tisch. Es gibt einen Hocker für die Füße, um die Positionen zu wechseln, mehrere Kissen, eine Wärmflasche und eine Decke, die Fernbedienung für die

Stereoanlage. Den Schalter der Stehlampe erreiche ich im Liegen. Ich schleppe Vorräte heran, koche Tee. Draußen wütet der Winter. Es ist herrlich, das Sofa nur zum Pinkeln verlassen zu müssen.

Mir fehlt nichts, absolut nichts. Abends freue ich mich auf Vadim, der überrascht ist, wie gut es mir geht. Na, mein dunkler Engel des Terrors? Knirps der Finsternis, rege dich: jetzt! Ich bin überzeugt davon, dass ein Dasein, das in der Vorstellungskraft seine Heimat, in der Sprache seine Zuflucht und auf einem Sofa seinen angestammten Platz hat, die mir angemessene Lebensform ist. Das Glück des Herumlungerns, noch ist es frisch. Ich warte auf Übersättigung. Aber sie kommt nicht. Sie kommt einfach nicht!

Auch das Schreiben gelingt wieder besser. Ich war schon immer der Meinung, dass alles, was sich im Liegen verfassen lässt, sehr viel besser klingt als jeder am Schreibtisch geschriebene, aufrecht erarbeitete Satz.

Meine Tante ist seit einem Jahr Witwe. Im Tennisverein wird sie *die lustige Witwe* genannt. Dabei ist sie nicht lustig, sie ist wütend, und voller Wut stürzt sie sich ins Leben. Sie hat keine Zeit zu verschwenden. Sie kann nicht mehr höflich sein, sie ist direkt, fordernd und kompromisslos, reist um die Welt, lernt neue Sprachen und will nichts von dem verpassen, was ihr Mann nicht mehr mit ihr erleben kann. Meine Tante lebt jetzt für zwei. Als meine Großeltern ihr vorschlagen, sie könne doch zu ihnen ziehen, nun, da sie

Zeit für sie habe, bestellt meine Tante den Pflegedienst. Ihr habt doch Geld, sagt sie, also gebt es auch aus! Sie will nichts erben vom Geld ihrer Eltern, das sie teuer mit ihrem Leben bezahlen müsste. Mein Großvater versteht sie nicht mehr: Was wirft sie uns denn vor?, fragt er meine Cousine. Geht es euch denn nicht gut? Konntet ihr denn nicht studieren? Meine Cousine vermisst ihren Vater. Sie konnte studieren, ich konnte es auch. Meine Tante konnte es nicht. Jetzt holt sie alles nach. Mit vierundsechzig zeigt sie uns den Stinkefinger.

Ein paar Tage später kommen die Teppiche an, die ich online bestellt habe, um sie unter den Couchtisch zu legen. Es fällt mir schwer, mich zu entscheiden. Meine Eltern wollen mir einen der Teppiche zum Geburtstag schenken: Ich soll es behaglich haben, wenn ich schon arbeitslos bin, schön bürgerlich, ein richtiges Wohnzimmer. Ich schicke ihnen Fotos von beiden Teppichen, die ich probeweise ausgelegt habe, und rufe sie an, um ihre Meinung zu hören.

Sie sitzen gerade am Kaffeetisch und schalten den Lautsprecher an. Meiner Mutter gefällt der erste Teppich, der wie ein abgewetzter Perser aussieht. Mein Vater mag den zweiten lieber, der an eine fleckige Betonwand erinnert. Mir gefallen beide. Ich erzähle es ihr jetzt, sagt meine Mutter nach einer Pause. Sie klingt aufgeregt, fast, als hätten sie noch ein Geschenk. Meine Mutter schenkt ungeduldig, und mein Vater schenkt peinlich berührt. Es ist ihm unangenehm, etwas zu geben zu haben, und aus dem Hintergrund höre ich sein Peinlichkeitslachen. Der Schatten an der Niere, sagt meine Mutter, ist ein Tumor, und der Tumor ist Krebs! Wovon spricht sie? Von der Gürtelrose, sagt mein Vater. Ach ja, die Gürtelrose. Sie mussten ihren Skiurlaub abbrechen, da war dieser Ausschlag an seinem Rücken, ein großes Blutbild, das der Arzt machen wollte, ein Ultraschall und ein CT. Da war dieser Schatten, sagt meine Mutter. Und der Schatten an der Niere ist Krebs. – Wie wollt ihr das wissen?, frage ich, ohne Biopsie? Das steht im Befund, sagt meine Mutter. Da steht bloß *Verdacht*!, ruft mein Vater aus dem Hintergrund. Wieder höre ich sein Peinlichkeitslachen. Ihm gefalle der zweite Teppich, sagt er. Mir auch, sage ich und lege auf.

Liebes GMX, bitte frag mal für mich: Wann ist man zu alt, um zu verdrängen, dass die eigenen Eltern sterben werden? *Irgendwann*, schreibt GMX, *will Lena Meyer-Landrut ein Kind bekommen*. Irgendwann, aber doch noch nicht jetzt! Wann ist man wirklich alt, GMX? Wenn es ein Wort wie *irgendwann* nicht mehr gibt?

Er wird nicht sterben, sagt Vadim. Er wird bloß operiert. Ja, er wird operiert, heule ich, und dann stirbt er trotzdem! Ich wische mir den Rotz von der Nase. Meine Mutter ist wütend. Jetzt kann sie meine Tante verstehen: Sie fühlt sich vom Alter betrogen, das ohne Vorwarnung über sie hereinbricht. Waren wir nicht eben noch die Jüngsten in Petersburg? Sie findet es nicht richtig, dass *dieser Trump* immer noch lebt, obwohl er schon über siebzig ist und so viel Schaden anrichtet. Das darf doch nicht sein!, sagt sie. Dein Vater darf doch nicht einfach so Krebs kriegen! Nein, sage ich. Nein. Natürlich darf er das nicht!

Es gibt keine Art von Traurigkeit, behauptet Tien, die sich durch die Gesellschaft eines Tieres nicht lindern lässt. Sie hat herausgefunden, dass Lamas zu summen beginnen, wenn sie sich wohl fühlen. Tien möchte mit mir in eine Kirche gehen und eine Kerze für meinen Vater anzünden. Ihre Ernsthaftigkeit tut mir gut. Wir zünden zwei Kerzen an, und Tien, die Buddhistin, bekreuzigt sich. Sie kann jede Religion. Ich kann gar keine mehr, in keiner Sprache, irgendwann habe ich es einfach verlernt. Jetzt wird er wieder gesund, verspricht Tien.

Meine Tante will meinen Vater nicht sehen. Sie will nicht mit ihm reden. Sie weicht ihm aus wie einem Satz, den man nicht aussprechen darf. Was nicht gesagt wird, ist auch nicht in der Welt. Ich habe Angst um meine Mutter, die pausenlos spricht. Sie braucht ein Gegenüber. Meine Mutter wird kein Leben für zwei führen können. Sie war noch nie in ihrem Leben allein, sie war immer zu schön, um allein zu sein, aber plötzlich soll sie sich darauf vorbereiten. Mein Vater übt mit ihr Onlinebanking. Sie soll lernen, wie man Konten verwaltet, es wird höchste Zeit, dass sie sich die sechsstellige PIN einprägt, und hätte sie es früher gelernt, müssten sie sich jetzt nicht, gemeinsam vor dem PC, mit seiner Sterblichkeit konfrontieren. Mein Vater ruft mich an und erklärt mir, wo der Schlüssel zum

Safe versteckt ist. Er hat vorgesorgt, es ist alles geregelt, und ich frage ihn, wie man nur so ein Spießer sein kann, im Tod nicht weniger als im Leben! Ich will nicht, dass alles geregelt ist. Ich will nicht vorbereitet sein auf etwas, das nicht eintreffen darf, aber dann beruhige ich mich, denn wenn man das Sterben regelt, lässt der Tod vielleicht auf sich warten. Er braucht das Überraschungsmoment, und womöglich glaubt auch mein Vater, der sein ganzes Leben auf Berechenbarkeit aufgebaut hat, am Ende doch an magisches Denken.

Mein Stipendium am Wannsee beginnt. Der Termin steht schon länger fest, aber bisher habe ich ihn verdrängt. Ich rede mir selber gut zu: Bevor der Frühling kommt, werde ich es hinter mir haben, und bis dahin komme ich prima klar! Ich packe einen Koffer und beziehe ein kleines Zimmer mit einem Schreibtisch und einem riesigen Bett. Das Bett macht mir viele Versprechungen. Es ist gut, flüstert es, auf die Bäume vor dem Fenster zu blicken, den Schnee fallen zu sehen und sonst nichts. Die Wipfel der Tannen, ein schiefergedecktes Dach, eine Feuertreppe. Was willst du mehr von der Welt? Ich kann die S-Bahn hören. Sie fährt ohne mich in die Stadt, und es gibt nichts zu tun, was ich nicht auch im Bett erledigen könnte. Ich rolle ins Licht. Die Fenster sind groß, und wenn das Licht wandert, rolle ich zurück.

Die meiste Zeit räume ich auf. Ich sammle die Wörter ein, die mir durch den Kopf schwirren. Ordnung geht so: Jedes Wort gehört an seinen Platz, und Chaos entsteht erst, wenn es mehr Wörter als Plätze gibt. Das Wegwerfen, das Aussortieren fällt mir am schwersten. Ich packe die Wörter in eine Flohmarktkiste und stelle sie im Dachgeschoss ab. Unter dem Dach wohnt zur Zeit Sascha Macht. Er sagt, er schreibe gerade nicht viel. Vielleicht hat er trotzdem Verwendung dafür.

Morgens ist die Gemeinschaftsküche völlig verdreckt. Auf dem Fußboden kleben Datteln. Alle Arbeitsflächen sind mit Erdnussbutter beschmiert, und die Putzfrau schimpft, dass es jetzt jeden Morgen so aussehe, seit die Schweizerin aus Zimmer sieben hier lebt. Ich schimpfe mit. Ich habe Hunger und würde gern frühstücken, aber mein Kühlschrankfach wurde geplündert.

Rita kommt zu meiner Stipendiatenlesung. Sie kennt mein Buch noch nicht und mag den Textauszug, den ich vorstelle. Allerdings macht sie sich jetzt Sorgen um mich. Warst du schon am Kleistgrab?, fragt sie und korrigiert sich sofort: Natürlich nicht, geh da besser nicht hin! Ich versichere ihr, dass ein Besuch am Kleistgrab für mich keine Gefahr darstellt. Es ist bloß ein Roman!, erkläre ich ihr, ich pathologisiere mich selbst! Ich muss ihr trotzdem versprechen, auf meinem Weg zum Kleistgrab einen Audioguide mitzunehmen.

Wenn ich tagelang nicht schreibe, möchte ich einfach alles kaufen, liest die finnische Autorin Maija Muinonen aus ihrem *Selbstporträt.* Denken Sie beim Schreiben eher an sich selbst oder an Ihre Leser?, fragt ein Herr aus dem Publikum. Meine Mitstipendiatinnen überlegen: Würden sie auch dann noch schreiben, wenn sie der letzte Mensch auf der Welt wären? Vor allem würden sie wohl im Bett liegen bleiben, sich von Tiefkühlpizza ernähren, Serien gucken und sehr schnell fett werden. Sehr fett und sehr haarig. Übergewicht und Behaarung sind die Reiter der Apokalypse, so viel ist klar, doch ob sie noch schreiben würden, das wissen sie nicht. Ich fühle mich oft wie der letzte Mensch auf der Welt. Ich sehe an meinen Beinen hinab, ob man die Haare durch die Strumpfhose wachsen sieht. Ich glaube schon, dass wir auch als letzte Menschen auf Erden noch schreiben würden. Gegen die Langeweile und das Fehlen jeder Notwendigkeit. Wie Marlen Haushofer in ihrer Waldhütte. Muinonen nickt: Vorausgesetzt, dass es nichts mehr zu kaufen gibt.

Was mir auch immer gefällt: Wenn nach einer Lesung jemand kommt, um mit mir über das Schwitzen zu sprechen. Irgendwer kommt eigentlich immer, um mit mir über das Schwitzen zu sprechen. Es ist bloß eine Nebenwirkung des Medikaments? Tatsächlich? Auf diese Weise entdecken wir viele Gemeinsamkeiten: Eigentlich sind wir beide keine schwitzenden Menschen. Ich kann dann zusehen, wie sich ein Selbstbild verändert. Auf dem fremden Gesicht breitet sich Freude aus, und mir macht es Freude, dabei zuzusehen – als hätte mein Text ein Geschenk überreicht.

Diesmal kommt allerdings nur eine Dame, um mir mitzuteilen, dass mein Text schrecklich sei. Um nicht zu sagen: männerfeindlich! Besonders die *cumshot*-Stelle habe ihr nicht gefallen. Es tut mir leid, aber die *cumshot*-Stelle war ein Zitat. Ein Eintrag aus dem Lexikon der Filmbegriffe, der das Männerbild in Pornos verhandelt. Der *cumshot* in Pornos, fasse ich noch einmal zusammen, wird durch künstliches Sperma überhöht und fetischisiert. Das kann Männer verstören. Auch ich sei mir dessen bewusst, und natürlich lehne ich es ab, wie männerfeindlich Pornos gestaltet sind. Allerdings ist mein Einfluss auf die Pornoindustrie leider begrenzt. Ich habe nur diesen Text. Ob sie die Passage noch einmal hören will, um zu sehen, dass wir beide auf Seiten der Männer stehen? Sie winkt dankend ab. Einmal habe ihr bereits genügt.

Meine Lektorin leitet mir ein Foto weiter, das ihr ein Freund geschickt hat: Es zeigt eine Reisende im Zug, die mein Buch liest. Quer darüber ist gekritzelt: *Isabelle Lehn is fucking famous!!!!!!!!!!!!!* Als das Foto kommt, stehe ich gerade im Regen und warte auf meinen Fernbus nach Hause. Er hat vierzig Minuten Verspätung, und ich finde: Fucking-famous-Sein muss sich anders anfühlen.

Am Abend treffe ich Vera. Es geht ihr nicht gut. Sie hat sich von ihrem Freund getrennt. In ihrer Beziehung sei kein Platz mehr für sie gewesen, weil er bereits mit seiner Depression verheiratet war. Wenn Vera ausgehen wollte, blieb ihr Freund lieber zu Hause. Die Depression ging nicht gern vor die Tür, sie mochte es nicht, unter Leuten zu sein, und Veras Freund ließ sie niemals allein. Wenn Vera reden wollte, sprach er nicht viel – den ganzen Tag über hatte er schon Gedanken gewälzt. Wenn Vera Sex wollte, lag die Depression bereits zwischen ihnen. Sie hatte keine Lust auf Vera, wie sie keine Lust auf den Abwasch hatte. Manchmal kochte Veras Freund. Dann meckerte die Depression, wie ungenießbar es schmeckte, und selbst, wenn man ihr alle Aufmerksamkeit schenkte, war die Depression nicht zufrieden. Sie durfte nicht angesprochen und nicht berührt werden, und als Vera verlangte, dass ihr Freund eine Entscheidung traf – die Depression oder sie, begab er sich in Therapie. Zwei Jahre vergingen, während er wöchentlich zu seinen Sitzungen fuhr, von denen er Vera im Anschluss erzählte. Er mache Fortschritte, sagte er, obwohl sich nichts änderte, bis Vera irgendwann durch Zufall herausfand, dass ihr Freund die Therapie nur erfunden hatte. Anstatt sich von ihr zu trennen, war die Depression lediglich seine heimliche Geliebte geworden. Er hatte es nie geschafft, sich von ihr loszusagen, schließlich waren sie schon viel zu lange ein Paar, die Depression und Veras Freund, der sich einmal fragte: Wer würde er sein, wenn sie ihn eines Tages verließ? Und damit war nicht Vera gemeint.

Wo liegt der Abgrund, vor dem Sie zurückschrecken? Wir holen die letzte Sitzung nach, und mein Therapeut hat tatsächlich Sekt kaltgestellt. Wir heben unsere Gläser, ich leere meines auf einen Zug und sage: Ich habe Angst vor der Angst. Ich habe Angst vor der Lüge. Ich habe Angst davor, einsam zu sterben. Ich habe Angst vor Verlust. Ich habe Angst vor Verrat, den ich an meinen Freunden begehe, Angst vor dem Schmerz, den ich Vadim zufüge. Ich habe Angst davor, Diabetes zu kriegen, blind zu werden und nicht mehr schreiben zu können. Ich habe Angst davor, nicht mehr schreiben zu wollen, Angst vor der Gleichgültigkeit. Angst vor Verwahrlosung, Angst davor, allein mit meiner Katze zu sterben, auf einer stinkenden Matratze zu enden, ich habe Angst davor, wie Tommy zu sein. Tommy aus Trainspotting, ob er den kenne? Mein Therapeut schüttelt den Kopf. Ich habe Angst, wie Veras Freund zu werden, der in einem Drecksloch lebt, seit Vera ihn vor die Tür gesetzt hat.

Veras Freund, den wir noch immer so nennen, hat sich einen Hund zugelegt. Der Hund meckert nicht rum, wenn der Strom abgestellt wird, weil er keine Briefe mehr öffnet, und er verlangt auch keine Therapie von ihm. Er frisst die Pizzareste aus dem Karton. Manchmal kackt er ins Treppenhaus, doch auch das stinkt kaum schlimmer als die Duftmarke aus Alkohol, Schweiß und Urin, die der Nachbar im Flur hinterlässt. Die Wohnung liegt etwas abseits, direkt an einer Tramhaltestelle. Auf dem Fensterbrett sammelt sich Müll, Betrunkene pissen in den Vorgarten, und manchmal hört man das Paar aus der Dachgeschosswohnung, das seinen Streit von der Staatsgewalt schlichten lässt. Vera ist sich sicher, dass er nur in dieses Drecksloch gezogen ist, um sich sagen zu können, dass er dort hingehört. Etwas Besseres habe er nicht verdient. Genau das sagt er sich jetzt!, denkt Vera und ist immer noch wütend. Einmal gebe ich zu, dass ich ihn verstehen kann: die Sehnsucht nach Selbstaufgabe. Den Reiz der Verwahrlosung. Und den Zauber eines Restefrühstücks aus dem Pizzakarton.

Zurück in Berlin besuche ich einen Literaturwettbewerb. Ich habe selbst einmal hier gelesen, nichts gewonnen, und trotzdem liegt jetzt mein Buch auf dem Büchertisch. Kurz bilde ich mir ein, tatsächlich *fucking famous* zu sein: Als ich mir einen Platz suche, hat die erste Lesung bereits begonnen, und ein paar junge Talente starren mich an. Ich frage mich, wen sie in mir sehen. Jemanden, der es geschafft hat – oder jemanden, der zu spät für den Leseblock ist? Ich setze mich leise auf die Stufen des Podests, auf dem die Zuschauerplätze aufgereiht sind. Die erste Teilnehmerin liest angespannt und tadellos. Sie tut, was man von ihr erwartet, aber hinterher wird man ihr sagen, dass junge Talente besser Ecken und Kanten haben. Während ich zuhöre, entdecke ich ein Tütchen mit Gras, das direkt neben mir auf dem Parkett liegt. Auch die hinter mir müssen es sehen, aber niemand greift danach, um es aufzuheben. Drei Lesungen lang überlege ich, ob ich es einstecken soll. Ich müsste nur die Hand ausstrecken, es wäre so einfach. Aber dann will ich mir einbilden, dass man mich jetzt erkennt, und ich lasse es liegen, denn hinterher würde es heißen: Isabelle Lehn sammelt Drogen vom Fußboden ein!

Meine Mitstipendiatin, die nachts die Kühlschränke leergeräumt hat, gibt zum Abschied eine Runde Glückskekse aus. In meinem Glückskeks steht: *Du hast fast alles erreicht, was du im Leben willst.* O nein, bitte nicht! Ich bin enttäuscht davon, wie wenig ich wollen soll. Das soll schon alles gewesen sein? Ich bin siebenunddreißig, das hier ist mein Gipfelkreuz – *over and out*, sagt dieser Keks.

Es ist doch bloß ein Keks, sagt Vadim, als ich ihm davon erzähle. Du willst doch kein Leben führen, das von einem Keks bestimmt wird! Will ich nicht? Manchmal frage ich mich, wie Vadim sich so sicher sein kann. Auch Vera sagt, dass sie manchmal gern ein Leben führen würde, in dem ein Keks die Entscheidungen trifft. Oder wenigstens ein Katzenorakel! Sie hadert gerade mit sich: Soll sie ausziehen und ihre Wohnung aufgeben, die viel zu groß für sie alleine ist? Oder sich jemanden suchen, der bei ihr einzieht und mit ihr die Miete teilt? Wir befragen das Katzenorakel: Ich lege zwei Blätter Papier in den Flur (links steht für *gehen*, rechts steht für *bleiben*) und warte ab, auf welches die Katze sich setzt. Die Katze setzt sich auf das rechte Blatt – Vera soll die Wohnung behalten. Also gut, sagt Vera. Sie fügt sich, sie vertraut meiner Katze.

Und was, wenn das doch bereits alles ist? Ist dann alles, was jetzt ist, schon das Glück? Soll die Traurigkeit auf einmal das Glück sein? Ist die Empfindlichkeit auf einmal das Glück? Ist das Glück vielleicht Ritas Anfall bei der Suche nach dem Minigolfplatz? Ist die Passivität das Glück, der

Verfall, dem Veras Freund sich hingibt? Ist das Glück das Glück der Antastbarkeit? Ist es wichtig, das Gewicht in den Taschen zu spüren wie meine Großmutter, die mit Steinen im Mantel am Rheinufer stand? Jedes Mal nahm sie die Steine wieder heraus und ging nach Hause. Manchmal aber musste sie nachsehen, ob sie noch da waren, in der Böschung, wo sie sie versteckt hatte.

Bevor der Frühling kommt, räume ich mein Zimmer aus. Ich war gerne hier. Die Sonne ist noch schwach, die Bäume stehen beinahe kahl um den Wannsee, und ich komme zurück nach Hause und bin so zufrieden wie lange nicht mehr. Es fühlt sich richtig an, wieder bei Vadim zu sein. Alles ist gut, verspreche ich ihm. Ab jetzt bleibt alles so, wie es ist.

13 Frühling

Die Liebe fordert mehr Opfer als jeder Krieg, sagt ein russisches Sprichwort. In den USA, steht in der Zeitung, sterben mehr Schulkinder durch Amokläufe als GIs bei Auslandseinsätzen. Man wolle für die Opfer und ihre Angehörigen beten, wiederholt der Präsident. Ich habe das Beten verlernt, ich glaube nicht daran, dass es gegen die Liebe, die unerwidert und tödlich ist, etwas ausrichten kann. Es wird ein ekelhaftes Massaker geben.

Bald bist du vierzig, sagt meine Mutter. Wird es nicht langsam Zeit, zur Ruhe zu kommen? Die Vierzig ist grob überschlagen. Sie liegt noch zwei Jahre entfernt, aber es stimmt, die Zahl wirft bereits jetzt ihre Schatten. Eine der Pilatesmütter warnt mich davor, dass man mit vierzig seinen Hormonen zum Opfer falle. Ein letztes Aufbäumen des Körpers, der noch einmal alles gibt – und alles mitnimmt, bevor er unfruchtbar und unsichtbar wird. Man schaut sich noch einmal um, solange man selbst noch gesehen wird. Die letzte Chance des Körpers, doch noch ein Kind zu bekommen. Das sagt mir eine Frau, die schon drei Kinder hat. Die anderen nicken, und ich kriege Panik: Wie soll das bloß werden, mit mir und der Vierzig, wenn selbst die Pilatesmütter es spüren? Vadim versteht meine Sorgen nicht. Du wolltest doch immer unsichtbar werden!

Ich wäre gerne eine Maschine. Schwer und mechanisch, eine Trommel im Bauch, ein Messer, das alles zerkleinert. Ein Gleichtaktmotor, ein stählernes Dröhnen. Berechenbar, steuerbar und von bestialischer Kraft, aber sofort wieder still, wenn man einen winzigen Schlüssel dreht.

Es stinkt nach Frühling. Gras und Rindenstücke faulen seit dem Sturm in den Pfützen. Überall Nässe und modrige Feuchtigkeit, Schlamm, der sich dampfend erwärmt. Sonne nach Regen ist das Schlimmste. Das Licht beißt in den Augen, die Straßen sind grell und verspiegelt, und mit geschlossenen Augen riecht alles noch dreckiger. Die Märzsonne brennt im Gesicht. Ausgerechnet jetzt soll wieder alles von vorn beginnen.

Alles wiederholt sich, alles wird noch einmal durchlebt. Die Pilatesmütter sind jetzt in einem Alter, in dem ihr Leben noch einmal von vorn beginnt. Ein einziges Déjàvu, wenn man Kinder hat. Die Wochenendbeilage meiner Zeitung fragt: *Sind Hausaufgaben die Geißel der Menschheit, für Schüler und Eltern gleichermaßen?* Kann weg! Interessiert mich nicht, muss ich nicht lesen. Ich bin immer froh, wenn ich Dinge, die ich gerne schon hinter mir habe, endgültig aussortieren kann. Nie wieder Hausaufgaben, Kinderkrankheiten und Klassenarbeiten. Nie wieder Heimweh und Langeweile. Nie wieder Kindergeburtstage, Diskussionen über das Tragen der Zahnspange, nie wieder auf das Wachsen der Brüste warten. Nie wieder linkisch, ausgeliefert und hilflos sein. Nie wieder Streit darüber, wann man zu Hause sein muss. Nie wieder gezwungen sein, auf dem Land zu leben, nie wieder nirgendwohin gehören. Nie wieder Schüchternheit und Renitenz, nie wieder Tadel und Nachsitzen und Freunde, die angeblich die falschen sind, nie wieder Zukunft im Übermaß, nie wieder der ganze Hass auf die Welt. Nie wieder die Angst, dass die Eltern sich trennen, wobei man jetzt selbst Teil der Angst wäre. Ich würde es nicht aushalten, heranwachsende Kinder zu haben und mich immerzu an mich selbst zu erinnern. Es müsste an Retraumatisierung grenzen. Allmählich verstehe ich, wovor Vadim mich warnt.

Und vielleicht ist es ja doch bloß so, wie Frank Sinatra sagt: *You get older and you know less. You like people and they die on you. And women, I don't know what the hell to make of them.* Tien spricht darüber, als wir durch den Wald spazieren, und später schickt sie mir einen Link zu dem Podcast, in dem ich das Zitat nachhören kann. Womöglich hat sie recht, und am Ende bleibt tatsächlich nicht mehr als die Einsicht, dass man älter und trotzdem nicht klüger wird. Brigitte Reimann fällt mir ein, all ihre großen, einander folgenden und sich gleichenden Lieben, die sie jeweils für die einzige hielt. Vielleicht wären weiße Wände die Lösung. Einkehr und Abkehr, Askese, Verzicht. Nicht zu viele Klamotten im Schrank, nicht zu viele Menschen auf einmal. Weniger Farben und weniger Bilder. Wer soll das aushalten, dass alles parallel existiert? Viel zu viel von allem auf einmal. Aber schließlich lerne ich jemanden kennen, der behauptet, dass das Leben nicht breit genug ist. Es ist nicht breit genug für alles, was es zu bieten hat. Für alles, was nebeneinander geschieht. Er will es trotzdem. Alles auf einmal, und als er das sagt, bin ich sofort verliebt. Ich will kein weißes Leben führen und immer nur Schwarz tragen. Ich will ihn, und ich will seine Gier. Draußen fällt der Regen so schön.

Diese Angst davor, etwas zu verpassen. Weil sie mich an ihm rührt, verzeihe ich sie auch mir. Mein Vater wird bald operiert. Ich mache mir Mut: Er kann keine Feier verlassen, bevor im Saal nicht die Lichter angehen. Das habe ich von ihm geerbt, auch ich muss bleiben, bis ich die Letzte bin. Geh tanzen, solange du noch kannst!, sagt meine Großmutter, die bis heute daran glaubt, mir beim Aufwachsen zuzusehen. Vermutlich bin ich manchmal zu streng mit ihr. Wir sind uns zu ähnlich, ich sehe aus wie sie mit Ende zwanzig, als sie schon drei Kinder geboren und eine Flucht aus Schlesien hinter sich hatte. Tanzen ist sie trotzdem gegangen. Jetzt ist sie einen Kopf kleiner als ich, aber ich glaube, dass sie noch lange leben wird, aus lauter Angst, sie könnte etwas verpassen. Wenn mein Vater diese Angst gerade spürt, dann lässt er sich davon nichts anmerken. Nächste Woche ist seine OP.

Meine Tante lebt jetzt für zwei. Ich will mit Vadim leben. Und ich will diesen Mann, ein doppeltes Leben führen, ich will die ungelebten Jahre zurück. Ich will eine offene Frage sein, ein Tag, dessen Ende nicht am Morgen schon feststeht. Ich will ein Plan sein, den man leichtfertig aufgibt, ein guter Vorsatz, den man verwirft. Meine Zukunft ist nicht mehr da, wo sie hingehört. Aber sie scheint wieder offen zu sein. Alles ist möglich, ich bin haltlos und frei.

Auch er ist ein großes Kind. Ein kleiner Junge mit grauweißem Bart. Lass uns tanzen gehen, schlägt er vor, er hat noch etwas Ecstasy! Ich werde bald vierzig, sage ich. Er hält meine Hand: Das darf man vorher schon nehmen! Wenn ich vierzig bin, sage ich, bin ich zur Hälfte schon tot. In der zweiten Hälfte mache ich nur noch meins. Ecstasy aber bleibt wirkungslos, zusammen mit Serotonin-Wiederaufnahme-Hemmern. Ich kann mir vieles mit ihm vorstellen, ich stelle mir all das mit ihm vor, was mir fehlt. Das Leichte und Freie, den Rausch und die Intensität. Irgendwas, sagt Vadim, wirst du immer vermissen.

Das Schreiben ist unmöglich, ein Haar klemmt zwischen den Tasten. Erschöpfung. Heute ein Festtag. Das Wetter fährt auf, es wird ein unerträglich prächtiger Tag. Seit er da ist, fällt es mir schwer, in der Gegenwart der Dinge zu leben. Sie lösen sich auf. Ich muss mich zu Vadim durchkämpfen, der sagt, dass er nichts davon spürt. Dickes Wasser. Die Zeit ist zäh und schwer. Ich will nur noch liegen und mich von der Anstrengung ausruhen, die es bedeutet, nicht bei ihm zu sein. Ich will wieder ruhig werden, nüchtern und leer. Ich will wieder arbeiten können. Die Katze hat auf den Teppich gekackt. Vadim macht es weg, noch vor dem Frühstück, es ist das Schlimmste, was ihm heute passieren kann. Bis ich ihm von diesem Mann erzähle.

Wer ist er, und was macht er? Ich weiß es nicht genau. Ich habe nicht einmal einen Namen für ihn. Es ist schwer, einen Namen für jemanden auszusuchen, den man immer schon liebt, aber noch gar nicht kennt. Doch, sagt er: Wir sind einander schon mal begegnet! Bei Aennes Geburtstag, im Sommer damals, auf einer Krabbeldecke.

Als ich ihn wiedersehe, frage ich ihn: Wie würdest du heißen wollen, falls ich über dich schreibe? Er will einen normalen Namen, Thomas oder Dirk. Keinen Phantasienamen, er möchte Thomas oder Dirk heißen, es soll ihn wirklich gegeben haben.

Wir kaufen Sekt, im Spätkauf an seiner Ecke. Der Sekt ist seine Idee, ich käme nie darauf, mit jemandem Sekt zu trinken, mit dem ich nicht im Pilateskurs bin. Der Verkäufer hat eine geschwollene Nase. Sie ist frisch operiert, er hat ihm davon erzählt. Die beiden sprechen kurz darüber, wie es der Nase geht, und der Mann sieht uns abwechselnd an. Er lächelt schüchtern. Es ist kurz vor Mitternacht, und er scheint sich für Thomas zu freuen, dass er den Sekt und mich mit nach Hause nehmen wird.

In seiner Wohnung stapeln sich Kartons mit Küchengeräten. Sie gehören seinem Mitbewohner, der sie verkauft. Und auf dem Fensterbrett: von seiner Tochter, die Playmobilpferde. Sie ist drei Jahre alt und lebt bei der Mutter, ein paar Straßen weiter. Am nächsten Morgen trinken wir schwarzen Kaffee. Er schmeckt gut, alles schmeckt gut mit ihm, alles ist einfach, der Rest scheint überflüssig wie ein Schluck Milch. Ich sammle meine Habseligkeiten ein, die ich um den Futon verteilt habe. Eine Spange, einen Ring, den ich mir auf den Finger streife. Zwei Haarklammern lasse ich da.

Es macht ihm zu schaffen, dass es nirgendwohin führen kann. Wie soll das werden, mit uns beiden, zu dritt? Ich weiß es nicht. Es wird grausam ausgehen. Liebst du mich? Immer schon, auch wenn es viel zu früh dafür ist! Ich weine um ihn und um Vadim, vor allem aber weine ich um mich. Es wird grausam ausgehen, und ich weiß es.

Wir fahren nach Berlin, übernachten in einem Hotel und verlassen das Zimmer nur, um uns ein Stück anzusehen, an dem er mitgewirkt hat. Am nächsten Tag gehen wir im Regen spazieren. Wir landen in der Ankerklause und trinken noch einmal Sekt. Er zeigt mir Bilder von seiner Tochter. Sie sieht aus wie er. Ich muss schon wieder weinen, so gerührt bin ich von diesem Kind und der Idee, dass in ihr ein Stück von ihm lebt. Ich will auch ein Kind, das aussieht wie er.

Sein Gesicht wirkt so alt. Voller Falten, die er ständig bewegt. Morgens trägt er ein zerknautschtes Welpengesicht. Sein Körper ist sehnig, die Haut wird langsam dünn, sie erinnert mich an die Haut des Mannes, mit dem ich verheiratet war. Thomas ist im selben Alter wie er, als wir uns kennengelernt haben. Ich beruhige mich: Er ist viel später geboren, er hat ein völlig anderes Leben geführt, er ist bloß sechs Jahre älter als ich. An ihm kann ich sehen, wie alt ich geworden bin.

Wie lebendig er wirkt und wie gefangen. Wie er einen Beruf anprobiert, sich in feste Zeiten zwängt, wie er staunt, weil es sich drückend anfühlt. Wie er ein Kind hat und sich darüber wundert. Wie er sein Kind nachahmt und selbst wie ein Kind aussieht. Wie er erschöpft wirkt, alt und dann wieder so jung, wenn er sich wundert, weil er sich zum ersten Mal unfrei fühlt. Er ist ein freies, ungezügeltes Kind. Und ich will raus mit ihm. Ich will mit ihm spielen.

Niemand versteht, was gerade passiert. Für Tien sind Vadim und ich schon getrennt. Es tut mir weh, wenn sie das sagt. Ich will daran glauben, dass es funktioniert. Und manchmal funktioniert es tatsächlich. Dann machen Vadim und ich Witze darüber, wie wir zu Ostern seiner Tante von uns dreien erzählen werden. Vadim und Thomas kennen sich nicht, aber manchmal fragt Vadim nach ihm. Willst du das wirklich wissen? Er interessiere sich eben für mein Leben. Vadim sagt, dass ihn der fremde

Geruch in meinen Haaren nicht stört, solange er weiß, zu wem er gehört. Wir sind so ehrlich miteinander wie lange nicht mehr, und vielleicht sind wir uns niemals so nahe gewesen. Wir setzen Wasser auf, und während wir darauf warten, dass es zu köcheln beginnt, halte ich Vadim fest und wundere mich.

Und dann meldet sich Thomas, mitten in der Nacht, und will, dass ich komme. Und ich will auch kommen, ich will sofort zu ihm fahren. Aber es geht nicht, nicht so und nicht jetzt. Ich liege im Bett und vermisse ihn. Es funktioniert nicht, es geht einfach nicht.

Auch meine Mutter versteht das Konzept nicht. Niemand versteht das Konzept, alle glauben, es wird grausam ausgehen. Nur Rita ist zuversichtlich, dass wir das Richtige tun, weil ohnehin alles mit dem Tod enden wird. Die Idee von meinem Einmal-die-Woche-Kind findet meine Mutter allerdings gar nicht schlecht. Ein Kind, das die Erblast meiner Gene nicht trägt. Seit sie von Thomas weiß, der eine Tochter hat, ist sie unserer Zeit weit voraus. Sie plant mein Leben mit seinem Kind. Schließlich brauche ich dann kein eigenes mehr, überlegt meine Mutter, und mit mir nicht verwandt zu sein erspare dem Kind sicher viel. Zum Beispiel die Traurigkeit. Mit einem Einmal-die-Woche-Kind, glaubt meine Mutter, könne ich nicht so viel falsch machen.

Manchmal erzählt er mir von früher. Ich will alles wissen. Wie war er als Junge? Es macht mich traurig, ihn nicht schon damals gekannt zu haben. Die ganze Zeit mit ihm, die ich verpasst habe. Die ganzen Jahre mit ihm, die mir fehlen.

Immer abwechselnd ist es leicht und schwer, leicht und schwer. Die Gespräche, die wir mittendrin abbrechen müssen – dabei gibt es so viel zu erzählen. Beim nächsten Mal, versprechen wir uns, sonntags oder donnerstags, dann sehen wir uns wieder. Aber sonntags oder donnerstags sind wir zwei Fremde. Es liegt zu viel Zeit zwischen uns, die jeder in seinem Leben verbracht hat, und die Zeit miteinander wird nie ein gemeinsames Leben sein. Wir finden den Anschluss nicht mehr, sonntags und donnerstags, und ich bin keine offene Frage. Ich bin kein freier Tag. Ich bin eine Woche, die minutiös vorausgeplant wird. So haben wir uns das nicht vorgestellt. Ich fühle mich eingezwängt und unfrei wie nie.

Mein Vater wird operiert. Ich fahre zu ihm. Es geht ihm schlecht nach dem Eingriff, und er macht sich Vorwürfe, weil er mich damals, nach meiner OP, nicht angerufen hat. Das macht doch nichts! Ich habe nicht auf seinen Anruf gewartet. Es war bloß eine Bauchspiegelung, sage ich, das merkt man fast gar nicht! Ihm wurde ein Stück der rechten Niere entfernt. Ich halte seine Hand, was ich noch nie getan habe, seit ich erwachsen bin. Noch werden die Lichter nicht angehen, verspreche ich ihm. Noch feiern wir beide ein bisschen!

Manchmal, erzählt meine Mutter, wähle sie immer noch Ursulas Nummer, um die Stimme ihrer Freundin zu hören, die vom Anrufbeantworter zu ihr spricht. Wir sind leider nicht zu erreichen, sagt Ursula vom Band, weil ihr Mann es nicht schafft, die Ansage zu löschen. Meine Mutter ist froh darüber. Sie findet es richtig, dass Ursula sich bei ihr entschuldigt, weil sie nicht mehr mit ihr sprechen kann.

Als ich zurückkomme, hat gerade die Buchmesse begonnen. Ich habe nicht viel zu tun – außer, das Bett für Rita zu machen und mit ihr auf die Partys zu gehen. Auch Vera ist da. Wir versuchen zu tanzen, aber es ist zu voll. Ich schiebe mich durch die Menge zum Klo. Wie geht es?, fragt mich eine Frau, die hinter mir in der Schlange ansteht. Ich kenne sie nicht. Ich bin mir sicher, dass ich sie noch nie gesehen habe. Ziemlich gut, antworte ich. Die Frau regt sich auf: Ziemlich gut, ziemlich gut – was soll das heißen? Ständig höre sie bloß: Ziemlich gut! Allen geht es immer nur: Ziemlich gut! Ich bin verwirrt, warum schimpft sie mit mir? Kennen wir uns etwa doch? Ich frage sie, was sie von mir hören will. Soll ich ihr etwa mein Leben erzählen? – Zum Beispiel!, sagt sie. Na gut, sage ich. Ich habe gerade zwei Männer! Ihre Miene hellt sich schlagartig auf: Na, das ist allerdings ziemlich gut! Eben, sage ich und verschwinde in der Kabine, die gerade frei wird. Vadim überlegt, nach New York zu gehen, um für eine Weile dort zu leben. Doch das behalte ich lieber für mich. Immerhin kennt sie uns gar nicht.

Ich träume wieder öfter von dem Mann, mit dem ich verheiratet war und den ich im Traum nie verlassen habe. Es sind immer dieselben Träume, die nur leicht variieren. Ich plane meine Flucht und habe Angst, dass er mich durchschaut und nicht gehen lassen will. Ich bin so wütend, weil er wieder Anspruch auf mich erhebt. Ich bin so wütend, wie selbstverständlich er über meine Gegenwart, meinen Körper, mein Denken verfügt; wie kommt er darauf, in meinem Leben noch eine Rolle spielen zu dürfen? Schlimm genug, dass er nicht aus meinen Träumen verschwindet.

Tien findet es nicht gut, wie wir leben. Sie ist für klare Verhältnisse, schwarz oder weiß, sie ist dafür, dass Vadim sich von mir trennt. Ist das nicht seine Sache?, frage ich sie. Beim nächsten Termin stellt mein Arzt die üblichen Fragen: Irgendwas Neues? Fühlen Sie sich stabil? Mehr oder weniger, antworte ich. Manchmal wackelt der Boden ein bisschen. Was aber bloß daran liegt, dass ich gerade mit zwei Männern lebe. Ach, sagt mein Arzt, ja … Er wendet sich seinem Computer zu. Dann dreht er sich wieder um, sieht mich an und klatscht in die Hände: Brauchen Sie ein neues Rezept? Ich nicke. So schnell war ich noch nie wieder draußen.

Frühling ist, sagt Thomas' Tochter, wenn alle Farben aus dem Himmel fallen. Ich mag es, wenn er von ihr erzählt. Irgendwann soll ich sie kennenlernen. Ich habe es nicht eilig, mir genügt das Bild, das er von ihr zeichnet, wie liebevoll er von ihr spricht. Irgendwann, sage ich, will Lena

Meyer-Landrut ein Kind. Später korrigiert er sich: Sie habe Silvester und nicht den Frühling gemeint. Es ändert nichts daran, dass ich jetzt sehe, wie die Farben vom Himmel fallen.

Ich fahre nach Bonn, zum zwanzigjährigen Abitreffen. Es wird noch langweiliger, als ich es mir vorgestellt habe. Es geht viel zu früh los. Ich komme erst später dazu, und fast alle, die ich gerne gesehen hätte, obwohl wir Weihnachten erst zusammensaßen, haben entweder abgesagt oder verabschieden sich gerade schon wieder. Ich rede mit den anderen. Wir stellen uns Fragen zum Beruf und den Kindern, ich erzähle verschämt, dass ich Autorin bin, erwähne die Wissenschaft und dass ich manchmal auch Gebrauchstexte schreibe, als müsste ich den Verdacht davon ablenken, wie angestrengt ich gerade vermeide, mich Schriftstellerin zu nennen. Kann man dich googeln? Ja, immerhin das.

Auch die Deutschlehrerin ist gekommen. Wir sprechen über den Koeppen-Streik, in den ihr Grundkurs Deutsch damals getreten ist, als sie Koeppens Trilogie durchnehmen wollte. Ich mag Koeppen, sage ich, was sie sehr freut, allerdings war ich nicht in ihrem Kurs. Wir sprechen über Texte ohne Interpunktion, über Schnitt- und Montageverfahren, und schließlich lädt sie mich ein, an meiner alten Schule zu lesen, der sie heute als Direktorin vorsteht. Ich frage sie, ob sie weiß, was ich schreibe. Sie schüttelt den Kopf. Oder anders gefragt: Gibt es Themen, die unpassend wären? Na ja, sagt die Deutschlehrerin. Besser kein Sex und nicht zu viel Gewalt. Ich nicke. Es gibt ja auch noch andere Themen.

Aber dann dauert es keine fünf Minuten, bis ein ehemaliger Mitschüler mich mit den Worten begrüßt: Hallo Isabelle, an dich musste ich letztens denken! Hast du nicht immer erzählt, Analsex tut weh? Er grinst in die Runde. Mir schießt das Blut ins Gesicht, und ich stammle: Kann gar nicht sein, ich hatte noch nie Analsex! – Schweigen. Immerhin gut, dass das jetzt alle mal wissen! Den Rest des Abends verbringe ich sprachlos. Dabei hätte ich mich wirklich bemüht, Fragen zu Kind und Karriere zu stellen, nicht zu viel zu trinken, den altgewordenen Mathelehrer nicht anzugraben, um halb eins schon wieder im Bett zu liegen und nicht über Analsex zu sprechen. Liebe Deutschlehrerin, bitte glauben Sie mir: Ich hätte gern etwas anderes geschrieben!

Das Ziel ist die Selbstfreundschaft, sagt jetzt auch Vera. Ich frage sie, ob man dafür allein sein muss, weil ich fürchte, dass ich meine Freundschaft erst annehmen würde, wenn niemand sonst meine Freundschaft mehr will. Vera ist sich nicht sicher. Alleinsein ist sicherlich hilfreich. Ich wünschte, Livia wäre hier. Sie sagt, Alleinsein ist wichtig. Aber es ist sehr viel einfacher, wenn man niemanden hat. Ansonsten findet sie: ganz schön viel verlangt! Warum ist Livia immer klüger als ich?

Seit Vera allein ist, fallen alle Spannungen von ihr ab. Sie hat keine Migräne mehr, sogar ihr Rücken gibt Ruhe, und manchmal zitiert sie eine Freundin, die Yoga unterrichtet und Frauenkurse anbietet. Frauenkurse, was lernt man denn da? Ganz spannende Sachen, sagt Vera. Zum Beispiel, dass jeder Mann, mit dem eine Frau schläft, Spuren in ihrer Aura hinterlässt. Man müsse seine Aura pflegen wie einen Vorgarten, sagt Vera, und sich gut überlegen, wen man darin herumtrampeln lässt! Hm, mache ich und hätte das lieber schon früher gewusst. Meine Aura, fürchte ich, sieht aus, als hätte ein Waschbär darin gewütet.

Für Thomas existiere ich nicht, solange ich nicht da bin. Er löscht mich aus, zwischen Sonntag und Donnerstag, damit er keine Eifersucht spürt. Vadim hat Angst, dass uns alles um die Ohren fliegen wird. Und mich zerreißen die Schuldgefühle. Einer ist immer enttäuscht. Die Zeit reicht niemals aus, und allein war ich schon ewig nicht mehr. Ich will ein doppeltes Leben, aber stattdessen gehören mir beide nur halb. Mit Vadim ist es nicht mehr dasselbe, und mit Thomas wird es niemals dasselbe sein. Ich fühle mich, als würde an jedem Arm jemand zerren.

Ich darf Thomas jetzt Tommy nennen, wegen des Genitivs, um auf den Apostroph zu verzichten. In Tommys Küche lebt ein ägyptischer Prinz. Der Prinz ist kein Prinz, sondern eigentlich Pharmazeut. Sein Name ist Aman, er kommt aus Kairo, wo er mehrere Apotheken besitzt, aber hier lebt er auf Tommys Sofa. Seine Frau ist Deutsche, und ihr Prinz, der ihr in das fremde, nasse Land gefolgt ist, findet nicht einmal eine Praktikumsstelle. In Deutschland ist der Prinz eine Enttäuschung. Er wird auf der Straße schief angeguckt, sein Wissen ist wertlos, er hat kein eigenes Konto, und das Geld, das sein ägyptischer Cousin Tommy per Western Union schickt, bekommt Tommy nicht ausgezahlt, weil der Cousin an den Umlauten in seinem Nachnamen scheitert. In Kairo hatte Aman Bedienstete; hier erklärt ihm Tommy die Waschmaschine. Ich frage Aman, warum seine Frau und er nicht mehr zusammenleben. Ein Kulturkonflikt, glaubt Aman. Sie habe ihn geschlagen, er komme mit der Aggression deutscher Paare nicht klar.

Auch mir fällt es manchmal schwer, meine Aggression vor Aman zu verbergen. Seit drei Wochen lebt er nun auf dem Sofa. Er ist immer da. Er ist da, wenn wir frühstücken, er ist da, wenn wir kochen, er ist da, wenn wir essen oder einfach nur reden, er sitzt auf dem Sofa, tippt in sein Handy und lernt Deutsch für die Fachsprachenprüfung. Wir sind frisch verliebt, will ich ihn anschreien, wir brauchen Zeit für uns! Stattdessen führen wir eine Dreierbeziehung. Als wären wir zwei nicht schon zu dritt. Aber Vadim kennt er natürlich nicht.

Tommy ist hilfreich, sagt Aman, während er auf dem Sofa sitzt und ich die Teller vom Frühstück abwasche. Ich korrigiere ihn: Tommy ist *hilfsbereit*! Tommy ist anstrengend, sagt Aman zwei Tage später. Tommy ist *an-*

gestrengt, korrigiere ich wieder. Was auch kein Wunder ist! Schließlich sind wir immer zu dritt. Und weil er Aman nicht rausschmeißen kann, werde ich Tommy langsam zu viel. *If I can do something*, ruft Aman vom Sofa in Tommys Richtung, *you just have to tell me!* Ja, ja, denke ich. Tommy antwortet nicht, und wieder zu Hause erzähle ich Vadim davon, wie froh ich bin, die beiden nicht ständig sehen zu müssen.

Vera glaubt nicht, dass es an dem arabischen Namen liegt, dass der Prinz in unserer Stadt keine Wohnung findet. Vera findet nämlich auch keine Wohnung. Die alte ist zu teuer, sie sucht sich jetzt doch etwas Kleineres, aber Tommy hat bereits große Pläne für sie: Aman soll bei ihr einziehen! Sie wären so ein schönes Paar, findet er: Vera und der ägyptische Prinz! Wobei Vera die Vorstellung, dass jemand bei ihr einziehen könnte, der sich gerade von seiner Frau getrennt hat, grauenhaft findet. Jeden Tag am Gegenüber das eigene Elend sehen! Lieber lebt sie von ihrem Ersparten. Und nun ist es an mir, dem Prinzen zu erklären, dass es nicht an seinem arabischen Namen liegt, dass Vera kein Rendezvous mit ihm will.

Warum geht er nicht einfach zurück nach Ägypten, wo er ein sorgloses Leben führen kann? Liegt es an dem Kind, das er mit der deutschen Ehefrau hat? Es stellt sich heraus, dass der Prinz in Ägypten noch drei weitere Söhne hat. Eines Morgens beim Frühstück fragt ihn auch Tommy: Aman, warum bist du noch hier? In Ägypten bin ich angekommen, antwortet er. Aber hier bin ich noch nicht fertig! Tommy sieht ihn lange an. Ithaka!, sagt er und nickt. Er holt sein Handy und sucht nach einem Gedicht von Konstantinos Kavafis, das er uns vorlesen will.

Brichst du auf gen Ithaka,
wünsch dir eine lange Fahrt,
voller Abenteuer und Erkenntnisse.

Halte ein bei Handelsplätzen der Phönizier
Und erwirb die schönen Waren,
Perlmutter und Korallen, Bernstein, Ebenholz
und erregende Essenzen aller Art,
so reichlich du vermagst, erregende Essenzen,
besuche viele Städte in Ägypten,
damit du von den Eingeweihten lernst und wieder lernst.

Immer halte Ithaka im Sinn.
Dort anzukommen ist dir vorbestimmt.
Doch beeile nur nicht deine Reise.
Besser ist, sie dauere viele Jahre;
Und alt geworden lege auf der Insel an,
reich an dem, was du auf deiner Fahrt gewannst,
und hoffe nicht, dass Ithaka dir Reichtum gäbe.

Ithaka gab dir die schöne Reise.
Du wärest ohne es nicht auf die Fahrt gegangen.
Nun hat es dir nicht mehr zu geben.

Ich könnte Tommy verschlingen, für diesen Moment. Wünsch dir eine lange Fahrt! Später sitze ich im Zug zu einer Lesung, wir chatten hin und her und überbieten uns mit Reiseberichten:

T.: Mein Leben ist so schön wie drei grüne Bäume im knietiefen Nebel auf einer Wiese an einem Frühlingsmorgen.
I.: Meins ist schön wie Käsekuchen.
T.: Mein Leben ist schön wie ein phantastisch sitzendes schwarzes Hemd, aber mit kleinen weißen Flusen darauf.
I.: Meine Flusen sind Katzenhaare.
T.: Mein Leben ist schön wie das Sirren der Mauersegler zwischen den Häusern.
I.: Mein Leben ist schön wie die warmen Holzlatten auf einem Steg im See.

Dann kommt eine Durchsage, dass ich wohl meinen Anschluss verpassen werde. Wünsch dir eine lange Fahrt!

Epilog

Ein paar Monate später wohne ich bei Vera. Sie hat ein Zimmer frei, das wir gemeinsam entmüllen, mit Mottenspray einnebeln und mit Salbei ausräuchern, um einen bösen Geist zu vertreiben. Einen ganzen Sommer lang sitzen wir auf dem Balkon, trinken Wein und versichern uns, dass wir an diese Zeit, die uns heute noch schwer erscheint, einmal mit Selbstachtung zurückdenken werden. Es ist so heiß, dass wir nasse Handtücher in die Gefriertruhe legen, um sie uns später um die Köpfe zu wickeln. Wir tragen unsere Morgenmäntel bis spät in die Nacht, nennen es Lottern mit Struktur, denn an Arbeit ist nicht zu denken, und Vera singt manchmal ein Lied, das auch ihr Sohn vor ein paar Jahren voller Inbrunst gesungen hat, als Pharrell Williams einen Sommerhit hatte: *I'm happy crab alone …*

Mein Vater ist wieder gesund. Er ist kein anderer Mensch geworden, er geht wieder arbeiten, jetzt mit Beratervertrag. Von der Imkerei träumt er nicht mehr. Meine Mutter hat alle PINs vergessen, für das Onlinebanking ist wieder er zuständig, und ich weiß nicht mehr, wo der Schlüssel zum

Safe versteckt ist. Manchmal schimpfen mein Bruder und ich über sie, weil sie sich so wenig verändert haben. Der Krebs war völlig umsonst! *You get older and you know less.*

Tommy hat sich von mir verabschiedet. Er will für sein Kind da sein, für etwas anderes sei er noch nicht bereit. Es ist nicht einfach, ein breites Leben zu führen. Vera tätschelt meine Füße, die neben ihr auf der Balkonbank liegen. Ich habe zu viel geweint, ich trage einen Turban aus Eis und sehe aus wie das Mädchen mit dem Perlenohrring, ein verheultes Mädchen mit dem Perlenohrring, dem die Tränen an den Ohren gefrieren. Immerhin haben sein Kind und ich uns nie kennengelernt, immerhin das haben wir richtig gemacht. Ich vermisse Thomas, ich mochte ihn sehr. Aber vor allem um eins tut es mir leid: dass wir nie zusammen tanzen gegangen sind.

Vera klatscht in die Hände: *I'm happy crab alone!* Es ist ein trotziges Glück der Krabben, und wir tanzen auf dem Balkon mit unseren Scherenhänden, in unseren Morgenmänteln, obwohl es viel zu heiß dafür ist.

Und Vadim? Ist jetzt in New York. Und aus der Ferne und manchmal aus geringer Distanz, wenn wir versuchen, uns wieder näherzukommen, sieht er mir beim Flattern und Abstürzen zu. An manchen Tagen sehne ich mich nach unserem Leben zurück. Dann erscheint es mir wie ein Schutzraum, hinter Glas, mit einer Nadel fixiert, aber sicher und warm. Ob es weitergeht, wissen wir nicht.

An einem Abend lande ich auf einer Party. Eine Postpunkband spielt. Sie sind laut und wütend, es macht mir Spaß, ich verstehe die Musik – dabei weiß ich nicht, worauf ich wütend bin. Irgendwann steht ein langer, schüchterner Kerl neben mir. Er tippt mir auf die Schulter, und ein feines, trauriges Lächeln spielt um seine Augen. Wie heißt du eigentlich?, fragt er, als würden wir schon seit Stunden sprechen. Er bietet mir an, mit mir vor die Tür zu gehen, damit ich dort rauchen kann. Er selbst rauche nicht, aber sein Name sei Felix.

Felix spricht leise. Ich verstehe seine Fragen kaum. Er möchte wissen, wovon ich träume. Er meint die Frage ernst, und ich bemühe mich, ihm ernst zu antworten. Mir fällt das Träumen gerade schwer, sage ich, weil sich vor kurzem meine Wünsche erfüllt haben. Seither treibe ich etwas ziellos umher, eine Irrfahrt, eine Odyssee. Bei Felix ist es anders, er weiß genau, was er will. Sein größter Traum ist es, einen stationären Platz in der Psychiatrie zu bekommen. Ich sehe ihn an: Das ist ein guter Traum!, versichere ich ihm. All meine Freunde, die schon einmal dort waren, haben sich sehr geborgen gefühlt. Felix glaubt auch, dass dieser Traum für ihn der richtige ist. Ich wünsche ihm viel Glück, bevor ich wieder hineingehe.

Ich verlasse das Haus durch den Hintereingang. Wo steht mein Fahrrad? Mein Kopf ist schwer und die Tramschienen warten, vielleicht eine Schürfwunde am Kinn, aber eigentlich kann mir nichts passieren. Der Rest ist eine Fahrt in die Dunkelheit. Ich denke über Felix und seine Frage nach – ob ich wirklich keine Träume mehr habe. Wenn mich noch einmal jemand fragt, möchte ich eine bessere Antwort haben, und fürs Erste träume ich davon, dass am Ende des Wegs ein Bett auf mich wartet, auch wenn niemand mit mir darin liegen wird. *I'm happy crab alone*, und ich träume davon, allein durch die Nacht zu fahren, den Sommerwind im Gesicht zu spüren und weder überfahren noch überfallen zu werden. Das ist doch schon mal was. Denn insgeheim hänge ich am Leben. Und das Leben hängt an mir, wie eine betrunkene Freundin. Ich will mich um sie kümmern. Ich fahre in Schlangenlinien. Aber Kinder und Betrunkene haben einen Schutzengel.

Dank

Ich bin dankbar für die Liebe, Freundschaft und Großzügigkeit der Menschen, die ein Teil meiner Geschichte sind und mir erlaubt haben, sie für diesen Roman neu zu erfinden. Und ich bin dankbar für die Texte und Bücher, die mich beim Schreiben begleitet haben und mir wie Freundinnen zur Seite standen. Erwähnt und zitiert werden (in dieser Reihenfolge) Werke von Violette Leduc, Max Frisch, Rainer Maria Rilke, T. S. Eliot, Virginia Woolf, Gustave Flaubert, Deborah Feldman, Peter Sloterdijk, David Foster Wallace, Rob Doyle, Roger Willemsen, Tomas Espedal, Sheila Heti, Margarete Stokowski, Richard Ford, James Wood, Marguerite Duras, Kurt Vonnegut, Thomas Wolfe, Georg Klein, Durs Grünbein, Ursula Krechel, Katherin Bryla, Orna Donath, Katia Mann, Joachim Ringelnatz, Natascha Wodin, Swetlana Alexijewitsch, Karl Ove Knausgård, Thomas Glavinic, Dietmar Hansch, Christoph Hein, David Wagner, Geoff Dyer, Leslie Jamison, Maija Muinonen und Konstantin Kavafis.